DE L'ADMINISTRATION

DE LA QUINITE

DANS LES FIÈVRES D'ACCÈS,

COMME SUCCÉDANÉ DU SULFATE DE QUININE,

PAR M. HALMAGRAND,

DOCTEUR EN MÉDECINE,

ANCIEN INTERNE DES HOPITAUX DE PARIS; ANCIEN PROFESSEUR D'ANATOMIE, DE PHYSIOLOGIE, DE MÉDECINE OPÉRATOIRE, D'OBSTÉTRIQUE, DE MALADIES DES FEMMES ET DES ENFANTS, A L'ÉCOLE PRATIQUE DE LA FACULTÉ DE MÉDECINE DE PARIS, MEMBRE DE LA SOCIÉTÉ DE MÉDECINE D'ALGER, ETC.

PARIS,
J.-B. BAILLIÈRE ET FILS,
LIBRAIRES DE L'ACADÉMIE IMPÉRIALE DE MÉDECINE, RUE HAUTEFEUILLE, 19.
ORLÉANS,
GUSTAVE VAUDECRAINE, LIBRAIRE, RUE SAINTE-ANNE, 2.
LONDRES, H. BAILLIÈRE, 216, REGENT-STREET.
NEW-YORK, BAILLIÈRE-BROTHERS, 440, BROADWAY.
MADRID, C. BAILLY-BAILLIÈRE, 11, CAL DEL PRINCIPE.

1869

DE L'ADMINISTRATION

DE LA QUINITE

ORLÉANS, IMPRIMERIE DE GEORGES JACOB, CLOITRE SAINT-ÉTIENNE, 4.

DE L'ADMINISTRATION

DE LA QUINITE

DANS LES FIÈVRES D'ACCÈS,

COMME SUCCÉDANÉ DU SULFATE DE QUININE,

PAR M. HALMAGRAND,

DOCTEUR EN MÉDECINE,

ANCIEN INTERNE DES HOPITAUX DE PARIS; ANCIEN PROFESSEUR
D'ANATOMIE, DE PHYSIOLOGIE, DE MÉDECINE OPÉRATOIRE, D'OBSTÉTRIQUE,
DE MALADIES DES FEMMES ET DES ENFANTS,
A L'ÉCOLE PRATIQUE DE LA FACULTÉ DE MÉDECINE DE PARIS,
MEMBRE DE LA SOCIÉTÉ DE MÉDECINE D'ALGER, ETC.

PARIS,
J.-B. BAILLIÈRE ET FILS,
LIBRAIRES DE L'ACADÉMIE IMPÉRIALE DE MÉDECINE, RUE HAUTEFEUILLE, 19.
ORLÉANS,
GUSTAVE VAUDECRAINE, LIBRAIRE, RUE SAINTE-ANNE, 2.
LONDRES, H. BAILLIÈRE, 216, REGENT-STREET.
NEW-YORK, BAILLIÈRE-BROTHERS, 440, BROADWAY.
MADRID, C. BAILLY-BAILLIÈRE, 11, CAL DEL PRINCIPE.

1868

MOTIFS POUR LESQUELS JE DÉSIGNE

LE CYANO-FERRURE DE SODIUM ET DE SALICINE

SOUS LE NOM DE **QUINITE.**

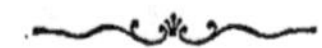

1° Entre tous les suffixes possibles, le plus simple me paraît être celui qui rappellerait l'idée d'*affinité,* de *parenté* avec la *substance dominante.* Le mot formé à l'aide de cette désinence signifierait ainsi *substance de la famille du quinquina, substance quinine,* en prenant cette dernière expression dans son sens étymologique le plus strict.

2° Les suffixes grecs et latins qui expriment cette idée, bien qu'avec des nuances diverses, sont :

GRECS.........	*ique.* *ide.* *ite.* *oïde.* *iaque.*
LATINS	*eux, euse* (osus). *aire* (arium). *in, ine* (inus). *ien, ienne* (ianus).

3° J'élimine :

Quin... *ique,*	d'une prononciation désagréable.
Quin... *ide,*	cette désinence étant affectée à des familles d'animaux.
Quino.. *ïde,*	déjà mis en usage, mot d'ailleurs mal choisi, car il exprime l'idée de parenté au point de vue de la ressemblance matérielle ; il signifie proprement : qui a la *forme* du quinquina, ellipsoïde, rhomboïde, etc.
Quin... *iaque,* Quin... *eux,* Quin... *in,* Quin... *aire,*	mots désagréables.

4° Restent :

Quin... *euse,* Quin... *ienne,*	formes féminines, dont la seconde serait inutile ainsi employée seule.
Quin... *ine,*	dont il ne peut être question.
Quin... *aire,*	l'un de ceux qui me paraîtraient le plus admissibles, surtout sous la forme latine conservée, *quinarium.*
QUIN... *ITE,*	mot de formation grecque, très-simple et très-clair, signifiant : qui ressemble, *par ses propriétés,* à la quinine.

J'ai longtemps différé pour rendre publiques les recherches auxquelles je me livre depuis 1852. J'ai toujours craint de ne pas avoir à ma disposition un assez grand nombre de faits pour convaincre les plus incrédules.

Mais attendre indéfiniment serait encore laisser croire que je doute de moi-même.

Il ne suffisait pas de faire connaître au public des faits dont seul j'ai été le témoin : je comprends les suspicions qui pouvaient naître de mon seul témoignage. Je me suis adressé à plusieurs praticiens distingués exerçant dans des localités où le traitement des fièvres d'accès est l'objet de leur observation quotidienne, et dont les malades offrent tous les phénomènes possibles des fièvres périodiques avec toute leur intensité et dans des conditions telles, que les inconvénients attachés à l'usage fréquent du sulfate de quinine ressortent d'eux-mêmes.

Que l'on me permette, à cette occasion, de remercier publiquement les honorables praticiens qui ont bien voulu me prêter leur concours. Je dois citer les noms de MM. les docteurs Monvenoux, médecin en chef de l'hôpital de Montluel et de l'école impériale de la Saulsaie; Renucci, médecin de colonisation de première classe à Constantine, ayant obtenu autrefois, à l'hôpital Saint-Louis, une médaille d'or pour ses belles recherches sur l'*Acarus scabiei;* Marroin, chirurgien en chef de l'escadre de la mer Noire, lors de la campagne de 1855 en Crimée, officier de la Légion-d'Honneur et actuellement professeur à l'hôpital de Toulon; Camescasse, officier de la Légion-d'Honneur, médecin sanitaire à Smyrne et membre de l'Académie de médecine de Constantinople; Nouffert, médecin de colonisation à Guelma, membre de la Société d'observation de Paris; Musizzano, médecin de Turin; Ceccarini, médecin sanitaire à Salonique (Macédoine); Von Eicholoff, médecin de l'hôpital de Smyrne et du chemin de fer; Moustier, médecin de la marine à Mayotte, une des Comores, dans le canal Mozambique, et de beaucoup d'autres que je passe, après leur avoir exprimé toute ma reconnaissance de vouloir bien me continuer leur concours éclairé.

Actuellement que je possède près de six cents observations recueillies dans l'espace de quatorze années, je livre ces travaux à la libre appréciation des praticiens.

J'ai cru devoir m'abstenir de répondre à quelques expérimentateurs qui se sont peut-être trop empressés de rejeter l'usage de la quinite, qu'ils ont accusée de n'être que peu ou point fébrifuge. Je pense qu'il est sage de ne pas faire retomber sur cette nouvelle préparation des insuccès qui pourraient bien être la conséquence, soit de manipulations défectueuses, soit d'un défaut d'habitude dans son maniement, ou bien encore de l'influence inexplicable ou inexpliquée de certaines localités, toutes questions également intéressantes au point de vue de la pratique.

Ne serait-ce pas encore rendre quelques services que d'avoir appelé l'attention des médecins sur une préparation nouvelle ? Devrait-on arriver à la négative, que le service n'en serait pas moindre, puisqu'elle trancherait toute discussion ; mais n'y a-t-il pas toujours de graves inconvénients à se prononcer avec précipitation d'une manière absolue ?

Afin de mettre le public en état de juger des difficultés qui m'ont été imposées, pendant quinze années, dans les efforts que je faisais pour faire connaître les résultats de mes recherches sur ce nouveau fébrifuge, il me suffira de citer un article de l'*Indépendance belge* du 30 juin 1857, écrit par le docteur Londe, membre de l'Académie impériale de médecine de Paris, à l'occasion d'une demande que j'avais adressée à cette compagnie savante pour lire un mémoire sur l'administration de la QUINITE. Le docteur Londe, dans cet article, s'exprime ainsi :

« En parlant de réclamation d'inventeur, nous venons de nommer le grand justicier, M. Robinet, qui remplit admirablement l'emploi, il faut l'avouer. On appelle ses rapports des *exécutions*. Jamais d'opposition, jamais d'objection. On vote : que dis-je, on vote ? on ne prend même pas la peine de lever la main : ce serait temps perdu. Tout marche au pas de charge. En moins d'un quart-d'heure, vingt inventeurs sont passés par les armes, — tout cela à la grande jubilation de la compagnie, — puis on arrive aux objets sérieux ; et l'exécution nouvelle est ajournée à quinzaine. Par là, les bureaux ministériels se trouvent débarrassés d'importunités, et, qui plus est, de responsabilité : l'Académie a bon dos.

« Mais toute médaille a son revers ! Quand la justice est trop expéditive, il peut arriver de confondre l'innocent avec le coupable. Cela s'est vu trop souvent ! Or, voici ce qui est advenu dans l'une des dernières séances de l'Académie :

« Dans les renvois faits par M. le Ministre, il s'est glissé un projet d'une haute importance, d'une actualité incontestable. Un docteur en médecine, dont nous devons faire connaître la position et les antécédents, M. Halmagrand, est allé, en 1832, à ses frais, observer le choléra à Londres; il a fait longtemps à Paris des cours particuliers d'anatomie, de physiologie, etc., avant que sa vie fût attristée par une odieuse accusation ourdie dans le bouge d'un portier. La justice et la science proclamèrent, il est vrai, l'innocence de l'accusé, qu'elles reconnurent victime d'un ignoble *chantage;* mais le coup avait porté : sous la pression d'une pensée douloureuse, le praticien abandonna sa clientèle et quitta Paris pour aller à Orléans en 1842. Restant tout près de la Sologne, dont la population est frappée par l'infection paludéenne, il prodigue temps et argent. Bientôt il en vient à se préoccuper de l'insuffisance, un jour possible, de l'écorce du Pérou, de l'onéreux tribut qu'aujourd'hui même la France, pour se procurer cette écorce, paie à l'étranger, tribut qui pèse si lourdement sur les finances de l'État, et, par suite, sur la population indigente.

« Après des recherches de plusieurs années, l'expérimentateur constate qu'une préparation à bas prix, la QUINITE (cyano-ferrure de sodium et de salicine) est un excellent remède contre les fièvres intermittentes. Il administre ce fébrifuge; il en obtient des effets merveilleux, tellement merveilleux, que l'imagination des populations, exaltée par le succès, se laisse aller aux suppositions les plus exagérées : ne pouvant attribuer à son seul bienfaiteur tout ce qui lui arrive d'heureux et d'inespéré, M. Halmagrand ayant choisi pour théâtre de ses observations cette partie de la Sologne où Sa Majesté Napoléon III possède une propriété, cette population en recherche ailleurs la cause, et bientôt la fait remonter à une haute volonté dont le médecin ne serait que l'instrument.

« Loin cependant de se laisser aller à l'enthousiasme qu'il inspire, que fait ce médecin? Il provoque des expériences dans tous les pays ravagés par les fièvres intermittentes.

« Bientôt les praticiens les plus honorables lui transmettent les résultats qu'ils ont obtenus. Partout on se trouve convaincu de l'efficacité et de l'innocuité du remède.

« C'est alors seulement que l'inventeur du nouveau fébrifuge envoie en Crimée deux mille pilules de quinite.

Il vient un moment où le sel de quinine manque, comme cela s'est renouvelé lors de la campagne du Mexique (1). Ces pilules sont administrées : mêmes résultats. Le médecin qui monte le vaisseau amiral le *Montebello*, l'honorable chef du service de santé de l'escadre de la mer Noire, actuellement professeur à l'école de médecine militaire de Toulon, M. Marroin, lui écrit qu'il a administré le nouveau fébrifuge AVEC UN SUCCÈS COMPLET.

« Muni des lettres les plus encourageantes, des certificats les plus honorables, les plus authentiques, — tout a été mis sous nos yeux, — l'inventeur s'adresse enfin au Ministre. Il le prie de faire constater les effets du médicament qu'il a découvert. Sa demande est renvoyée à l'Académie. Cette demande est malheureusement, comme nous venons de le dire, glissée dans les dossiers qui renferment les fadaises habituelles, et va droit au collègue qui en fait périodiquement et spirituellement justice.

« Or, qu'advient-il ? Ce collègue, malgré son savoir

(1) « Au Mexique, le corps expéditionnaire a quitté les plateaux d'Orizaba, où les bienfaits d'un ciel pur et renouvelé se manifestaient sur la santé des troupes. Située au sommet de montagnes élevées que couronne une végétation luxuriante, arrosée d'eaux pures et *cristallines* abondantes qui fortifient et entretiennent une verdure continuelle sur les collines et dans les vallées de l'immense Cordillère qui l'environne, cette ville convenait parfaitement au séjour des troupes alliées. Les fiévreux y guérirent dès leur arrivée, et le nombre des malades diminuait tous les jours. Revenues aux campements bas et marécageux de la Vera-Cruz, cette patrie du *vomito negro* et des fièvres périodiques, il est à redouter que les fièvres intermittentes et typhoïdes dont elles furent décimées à leur débarquement ne se renouvellent. Il paraît — car il est difficile de savoir l'exacte vérité à cet égard, — qu'elles furent si fréquentes que, après un mois de séjour, *notre provision de quinine était épuisée*, et qu'il fallut en emprunter aux Espagnols. »

(*Union médicale* du 20 mai 1862, p. 339.)

incontesté sur tout autre point, est tout à fait incompétent pour résoudre la question, puisqu'il est étranger à la pathologie; cette incompétence lui fait confondre, par un étrange quiproquo, — nous repoussons tout mauvais sentiment de la part de M. Robinet; — lui fait confondre, disons-nous, une demande importante avec des demandes banales; il déclare, au nom de la commission des remèdes secrets : que le médicament n'est pas nouveau, n'a pas les effets qu'on lui attribue, qu'il n'y a pas lieu de lui faire l'application du décret, *triple erreur* que nous allons faire ressortir.

« 1° Il n'est point nécessaire, pour mériter le titre de *médicament nouveau*, que les composants isolés d'un médicament soient, jusqu'à la découverte du composé, restés inconnus. Le chlore, le mercure, l'iode, étaient certainement connus depuis longtemps lorsqu'on en composa les *proto*, les *deuto-chlorure* et le *proto-iodure* de mercure; et personne alors, que nous sachions, n'eut la pensée de contester à ces compositions, lorsqu'elles parurent, le titre de *médicaments nouveaux*, et, qui plus est, de médicaments *héroïques*.

« Nous pourrions dire la même chose de mille autres composés.

« C'est donc un argument sans valeur aucune d'alléguer, comme l'a fait M. le rapporteur, que le cyanoferrure de sodium et de salicine était *connu*.

« 2° Il ne produit pas les effets « qu'on lui attribue. » Qu'en savez-vous? L'avez-vous essayé ? En aviez-vous le droit? En avez-vous eu l'occasion? A quels praticiens, à quels chefs de clinique, dans quels hôpitaux avez-vous renvoyé l'examen du médicament? Pourquoi ne citer aucune autorité ?

« Mais M. Guérard, venant *spontanément* — il ne fait pas partie de la commission des remèdes secrets — au secours de M. le rapporteur, dit avoir employé le médicament à l'Hôtel-Dieu, et n'en avoir obtenu aucun résultat. — Ici je m'incline devant un nom justement honoré, devant l'autorité d'un immense savoir, d'un jugement sûr, d'une probité intacte et inattaquable. — Mais dans quel cas, dans combien de cas M. Guérard a-t-il essayé le médicament? Dans quel moment a-t-on signalé, à l'Hôtel-Dieu de Paris, cette invasion de fièvres intermittentes qui réclament l'emploi d'un fébrifuge? Et lorsqu'à M. Guérard, unique expérimentateur sur un théâtre où il y a si rare occasion d'employer le fébrifuge, on oppose des centaines de faits recueillis en Sologne, en Bresse, en Dombes, en Crimée, en Italie, en Asie, par des hommes dont la position inspire confiance et respect, que répondez-vous? Rien. Le silence était en effet le parti le plus sage. Vous avez judicieusement compris que votre rôle était terminé. Le dénoûment pouvait enlever le prestige attaché, à si juste titre, à vos rapports toujours si étincelants d'esprit et toujours accueillis avec tant de faveur.

« Mais un autre a pris votre place. Envers celui-là nous avons le droit d'être sévère. C'est plus qu'un droit : c'est un devoir. Poussé par un sentiment *que nous n'osons qualifier*, il n'a pas craint de déclarer en pleine Académie que ce corps — tout le monde le sait, — institué pour faire progresser la science et principalement pour répondre aux demandes du gouvernement, ne doit pas même écouter la lecture du mémoire propre à éclairer une question à la solution de laquelle le gouvernement attache un si haut prix. Justice doit être faite de cette incroyable assertion qui est une insulte à l'Académie tout entière. Si elle était admise, le Ministre n'aurait plus — et ce serait une conséquence légitime applaudie de tout le corps médical — qu'à supprimer le titre et le traitement d'un secrétaire perpétuel qui méconnaît à ce point ses premiers devoirs envers l'État qui le rétribue et envers le public savant auquel il doit accueil. On n'a jamais eu à reprocher aux secrétaires annuels qui exercent gratuitement leurs fonctions une aussi blâmable conduite.

« Après M. le secrétaire, M. le président a pris la parole : M. Levy « n'aurait pas permis les essais faits en Crimée, s'il en avait eu connaissance. » Avant d'expliquer ces paroles de M. le président, en réponse à celles que nous avons prononcées, rappelons une petite anecdote déjà bien ancienne, mais qui trouve ici son application. J'avais l'honneur de siéger dans une stalle voisine de celle de Desgenettes.

« Nonobstant un grand fond de bonté, le spirituel vieillard me racontait, sur un confrère, une historiette piquante. En ce moment un collègue, Gasc, en parlant d'un moyen nouvellement mis à la mode, — il s'agissait de faire avorter les boutons de la petite vérole, — disait : « Je l'ai expérimenté au Val-de-Grâce. » A ces mots, le célèbre médecin de l'armée d'Égypte, que je croyais tout entier à son malicieux récit, dresse l'oreille et réplique : « Monsieur, on ne fait pas d'expériences sur les défenseurs de l'État. » Après cette noble apostrophe, Desgenettes, reprenant son ton habituel de railleuse bonhomie, me glissa ces mots : « C'est un bon garçon ; mais il vient de dire une sottise que j'ai dû relever. »

« Y a-t-il maintenant, je le demande, parité de circonstances dans ce que Gasc disait s'être passé au Val-de-Grâce et dans ce que je rapportais sur l'emploi fait en Crimée ? Pas le moins du monde. Qu'avait-on fait au Val-de-Grâce ? *Un essai*. Essai de quoi ? D'un moyen propre à empêcher les varioleux d'être défigurés, essai qui pouvait ne pas être sans danger. Que s'est-il passé en Crimée ? Nos soldats sont exposés à périr *faute de sulfate de quinine*. Le docteur Halmagrand leur envoie *franco* et *gratuitement* un médicament qui peut remplacer ce sel, médicament dont on aura reconnu l'efficacité, et qui *dans aucun cas ne peut nuire*.

« La réponse de M. le président, fort juste et fort honorable, s'il se fût agi d'un *essai*, tombe donc d'elle-même, puisqu'il ne s'agissait que d'employer un médicament déjà expérimenté, dont l'innocuité était hors de doute.

« Je suis loin d'être le seul membre de l'Académie qui ait réclamé contre les conclusions du rapport, qui ait demandé de suspendre ces conclusions jusqu'à plus ample informé. M. Guérin a fort judicieusement établi les faits suivants : « De ce que deux agents qui entrent dans la composition d'une préparation sont connus, ce n'est pas une raison pour juger *à priori* des effets thérapeutiques du composé. On sait très-bien que l'action d'un composé n'est pas toujours la même que celle de chacun des composants. » M. Chevallier a demandé qu'on ne se prononçât qu'en connaissance de cause ; M. Cloquet, qu'on examinât le nouveau fébrifuge avant de prendre une décision, et qu'à raison du prix élevé du sulfate de quinine, on ne dédaignât pas les occasions d'expérimenter les succédanés de ce sel.

« A ces excellentes raisons, qu'a répondu M. le secrétaire perpétuel ? Il s'est opposé à ce que l'on accordât la parole à l'auteur ! à ce qu'on s'éclairât ! — Mais citons textuellement : « Ce serait un très-fâcheux précédent, car tous les inventeurs de remèdes, dont la commission ne croirait pas devoir approuver les formules, se croiraient en droit de réclamer la parole. Or, c'est par centaines que LES COMMUNICATIONS DE CE GENRE arrivent à l'Académie. »

« Eh bien! malgré la satisfaction ébauchée sur les traits de M. le secrétaire, par la réussite de cette petite ruse, ces paroles expriment un déni de justice, ne contiennent pas un mot exact ; tout est erroné : 1° les *centaines* de communications, renvoyées par le Ministre à l'Académie, proviennent d'ordinaire de gens étrangers à la médecine et même aux sciences ; 2° les gens se gardent toujours de demander la parole, et pour cause ; 3° il n'existe pas un seul exemple du refus de parole à un médecin demandant à lire un mémoire qui n'attaque la réputation et les opinions de personne, et qui présente, en outre, un haut intérêt d'actualité.

« M. le secrétaire a donc, quelle qu'ait été son intention, trompé l'Académie, en reléguant un médecin instruit dans la foule des inventeurs qui obsèdent journellement les bureaux du ministère. Ce n'est pas par de tels procédés envers des confrères que M. le secrétaire actuel fera oublier la distance qui le sépare de son spirituel et bienveillant prédécesseur Pariset. »

Que conclure, en effet, si les uns refusent à la quinite toute propriété fébrifuge, tandis que les autres placent cette préparation au-dessus de la quinine ? Ces deux extrêmes constituent une égale exagération.

Après avoir pris connaissance des nombreuses observations jointes à ce travail, il faut admettre l'efficacité de la quinite contre les fièvres intermittentes, ou contester la bonne foi de plusieurs médecins honorables.

Si la quinite réunit, à l'avantage du bon marché, le pouvoir de guérir les trois quarts des fièvres intermittentes, si elle procure en outre des guérisons plus durables que celles obtenues par le sulfate de quinine, pourquoi ne pas lui prédire une certaine faveur dans un prochain avenir ?

Et pourquoi n'en serait-il pas ainsi ? Est-ce que le sulfate de quinine lui-même guérit généralement plus des trois quarts des fièvres d'accès ? Non, certainement.

S'il réussit davantage dans certaines localités, c'est que les fièvres intermittentes y sont peu intenses : à Paris, par exemple, les fièvres intermittentes, rares d'ailleurs, sont dans cette classe. Mais dans les régions paludéennes, bien imprudent serait le médecin qui compterait seulement sur le sulfate de quinine pour combattre et guérir toute fièvre intermittente.

Le docteur Dumont ne dit-il pas : « Si le sulfate de quinine a une merveilleuse efficacité contre la pyrexie quotidienne ou tierce, il échoue presque constamment dans celles qui sont quartes. » *(Testament médical*, p. 322.)

La vérité est, pour certaines contrées, que le sulfate de quinine ne guérit pas plus des trois quarts des fièvres d'accès ordinaires ; qu'il échoue malheureusement trop souvent, contre les intermittentes automnales, et surtout contre les pernicieuses, à quelque dose qu'il soit administré. C'est pourquoi on l'associe à l'extrait alcoolique de quinquina, pour si peu que la fièvre intermittente revête un caractère de gravité. De même, en cas de rechute d'une intermittente ordinaire, sommes-nous presque toujours obligés d'avoir recours à cette dernière substance, ou bien encore à la poudre de quinquina associée au sel de seignette (tartrate de potasse neutre) : c'est particulièrement contre les automnales, à type quarte, que cette dernière préparation réussit à merveille.

Est-ce à dire que l'on doute de la vertu anti-périodique du sulfate de quinine ? Nullement. L'expérience a démontré seulement, depuis longtemps, que ce n'est pas un spécifique *infaillible* contre toute fièvre intermittente. Il est heureux, dans l'intérêt de l'humanité, qu'il existe d'autres agents, ou aussi puissants, ou plus efficaces, selon chaque individualité morbide. Ceci posé, pourquoi la quinite ne trouverait-elle pas sa place, soit seule, soit associée à toute autre substance, dans la thérapeutique des affections périodiques ou intermittentes ?

M. le docteur Ch. Isnard, de Gémenos (Bouches-du-Rhône), dans un mémoire qu'il a publié en 1862 sur l'acide arsénieux dans les fièvres pernicieuses, exprimait la même opinion : « Tout héroïque qu'il est, disait ce praticien distingué, le quinquina n'a pas une valeur absolue. Et s'il y a des syphilis réfractaires au mercure, il y a aussi des fièvres intermittentes rebelles à ce précieux médicament. C'est ainsi que, peu à peu, on le voit perdre son efficacité, obscurcir et même aggraver le mal auquel on devait remédier.

« Si, dit encore le même praticien, par succédanés on entend des médicaments à propriétés identiques, il n'y en a pas dans la matière médicale, et rigoureusement, cela n'est pas indispensable.

« Mais, ce qui vaut mieux, il y a des médicaments de même ordre, de même genre, congénères, ayant à la fois des propriétés communes et des propriétés spéciales; si tous en général sont applicables à un même ordre de maladie, chacun d'eux conviendra plus particulièrement à certains cas déterminés. »

Pourquoi n'accorder aucune utilité aux efforts faits pour appeler l'attention des praticiens sur un fébrifuge qui peut être utilement administré dans les fièvres d'accès *ordinaires*, et venir ainsi en aide au sulfate de quinine quand celui-ci, pour une cause ou une autre, n'est plus supporté par les organes digestifs? Ces avantages ne sont nullement à dédaigner, ni pour les pauvres, ni pour les établissements hospitaliers civils ou militaires, puisque d'un moment à l'autre le sulfate de quinine peut arriver à des prix fort élevés, comme nous en avons eu de fréquents exemples.

Tels sont les motifs qui m'ont engagé dans ces travaux, et je me croirai récompensé des sacrifices que je me suis imposés pour faire ces recherches, si les praticiens veulent bien prendre connaissanee de ce travail et m'aider, dans l'avenir, par l'application qu'ils voudront bien faire eux-mêmes de la quinite.

DE L'ADMINISTRATION

DE LA QUINITE

DANS LES FIÈVRES D'ACCÈS,

COMME SUCCÉDANÉ DU SULFATE DE QUININE.

Ce n'est pas sans avoir longtemps hésité que je me détermine, aujourd'hui, à publier les recherches entreprises depuis plusieurs années, dans le but de fixer la valeur thérapeutique du fébrifuge que je crois destiné à devenir le succédané du sulfate de quinine.

Ces hésitations ont tenu, tout d'abord, à la crainte d'être confondu avec les prétendus inventeurs qui obsèdent journellement le public, et il n'a fallu rien moins que la conviction d'un grand devoir à accomplir, et celle non moins profonde de l'impartialité aussi haute qu'éclairée des praticiens, pour m'enhardir à faire cette publication.

Placé à proximité d'une population que décime l'infection paludéenne, j'ai dû me préoccuper et de l'insuffisance, un jour possible, de l'écorce du Pérou, et de l'onéreux tribut qu'aujourd'hui même la France, pour se procurer cette écorce, paie à l'étranger, tribut qui rejaillit sur les finances de l'État, et pèse si lourdement sur les populations déshéritées.

L'opportunité de ces expérimentations n'est-elle pas

d'ailleurs plus que justifiée par les paroles remarquables de M. Michel Lévy ?

« L'esprit des médecins, en Afrique, a-t-il dit, est tourné à la recherche d'un succédané du quinquina. »

Nous sommes, je viens de le dire, en contact presque immédiat avec une population décimée par la fièvre. C'est en effet dans l'Orléanais, mieux que partout ailleurs, peut-être, que l'on peut comparer les différences immenses qui résultent de certaines conditions hygiéniques inhérentes à la nature du sol.

Dans la Beauce, ce pays composé de plaines vastes et fertiles, auquel son abondance, en grains surtout, a valu le surnom de grenier de la France, le sol, sans accidents de terrain, est d'un aspect triste et monotone; mais il absorbe tous les liquides, sans jamais laisser à sa surface aucune eau stagnante : aussi l'air y est-il pur, et grâce aux riches produits du terrain, le Beauceron, pouvant se donner une nourriture saine et abondante, est-il reconnaissable à son embonpoint, à son teint vermeil, aux apparences, enfin, de la meilleure santé.

Au midi d'Orléans est une localité complètement en opposition avec la Beauce, par son aspect, son sol, ses produits et toutes les conséquences hygiéniques qui en découlent : je veux parler de la Sologne. Cette contrée, si variée par les accidents de son terrain, les différents aspects de ses sites, offre dans toute son étendue un sous-sol tellement argileux, que l'eau, ne pouvant être absorbée, reste à la superficie, d'où résulte qu'aucune céréale ne peut y réussir. Je me rappellerai toujours qu'ayant été mandé à Salbris (Loir-et-Cher) pour visiter un malade, et m'étant dirigé vers le jardin du confrère qui m'avait appelé en consultation, mon étonnement fut bien grand en voyant le jardinier chercher, en y versant de la terre, à absorber l'eau qui se trouvait à la profondeur d'un demi-mètre, au plus, dans des trous que l'on avait pratiqués pour y planter des arbres fruitiers, destinés probablement à périr dans un sol où l'on allait noyer leurs racines.

La Sologne est en effet un pays détrempé de mares, de pièces d'eau où abondent tous les détritus végétaux et animaux qui y restent livrés à une décomposition permanente, et dont l'influence malsaine se fait surtout sentir aux époques de l'année où la température est plus élevée.

On comprend dès lors le contraste qui doit exister entre l'habitant de la Beauce et celui de la Sologne. Celui-ci est miné tous les ans, pendant des mois entiers, par les fièvres dont il ne peut atténuer, en aucune façon, l'intensité, tant est grande sa misère. Autrefois les paysans de la Sologne ne gagnaient guère plus de 75 centimes par jour; aussi, les voyait-on dans les champs, et surtout dans les sapinières, se traîner comme de véritables spectres en se livrant avec nonchalance à leurs travaux. Ces malheureux vivent avec les fièvres d'accès; leur visage est pâle, décoloré, leur peau d'un jaune bistré, leurs yeux excavés et ternes; leurs cheveux, comme frappés d'étiolement, reflètent un jaune sale. Tout leur manque pour résister à l'infection paludéenne. Ils ne se nourrissent que de caillé et d'un pain noir où le son tient les quatre cinquièmes du poids.

C'est en présence de cette population solognotte, aux prises avec l'endémie paludéenne et si misérable, que je devais comprendre quels avantages il y aurait à trouver un fébrifuge indigène d'un effet sûr et *d'un prix modique.*

M. le docteur Bricheteau, dans un rapport sur un procédé de M. Gondret, avait dit : *Ces expériences sont d'autant mieux fondées, que le sulfate de quinine, presque exclusivement employé à la cure des fièvres intermittentes, est devenu plus cher, et se trouve souvent sophistiqué, quand il n'est pas hors de la portée des malades pauvres, ou privés de tout autre secours efficace* (1).

En 1805, Broussais, à Nimègue, avait déjà observé des fièvres intermittentes simples qui cédaient aux *amers* unis à une légère dose de quinquina ; et dans toutes les recherches auxquelles on s'est livré pour obtenir un succédané de ce fébrifuge, les subtances avec lesquelles ont été faites ces expériences ont toujours été ou *toniques* ou *amères.*

L'amertume révèle toujours, sauf quelques rares exceptions, une puissance thérapeutique utilement applicable au traitement des fièvres intermittentes ; aussi, voit-on que le *principe amer* existe dans les fébrifuges indigènes comme dans l'*absinthe commune* (artemisia absenthium), les *amandes amères* (amygdalus communis), l'*apiol* (apium petroselium), la *benoîte* (geum urbanum), la *camomille romaine* (arthemis nobilis), le *chardon étoilé* (centaurea calcitrapa), la *petite centaurée* (chironia centaurium), le *chêne vulgaire* (quercus robur), le *frêne* (fraxinus excelsior) appelé par Helwig *le quinquina d'Europe*, la *gentiane* (gentia lutea), le *houx* (ilex aquifolium), le *lichen d'Islande* (lichen Islandicus), le *lycopode européen* (lycopus europœus), le

(1) *Journal des connaissances médico-chirurgicales*, 4859, p. 277.

marronnier d'Inde (æsculus hippocastanum), le *trèfle d'eau* (menyanthes trifoliata), l'*olivier* (olea Europea), le *prunellier* (prunus spinosa), le *putier* (prunus padus), le *saule blanc* (salix alba), le *tulipier* (liriodendron tulpifera), la *valériane* (valeriana officialis), et enfin le *cerisier*, le *poirier*, le *pêcher*, l'*aristolochia rotunda*, le *cail-cedra* et quelques autres qui nous échappent.

Il serait cependant par trop absolu d'attribuer, sans restriction aucune, les propriétés fébrifuges au *seul principe amer*. Personne ne conteste le rôle des amers, en thèse générale, comme fébrifuges ; mais doit-on encore tenir compte de la matière *tannante*. Cullen, employant la gentiane comme fébrifuge, y ajoutait une substance riche en tannin. Barbier, par l'exposé d'un fait, établissait l'influence prophylactique de l'écorce de chêne dans un moulin à tan d'un faubourg d'Amiens, tandis qu'aux environs de ce foyer préventif la fièvre sévissait avec intensité.

J'ai longtemps employé plusieurs fébrifuges indigènes en rapprochant, le plus possible, le principe amer des substances avec lesquelles j'expérimentais. Après bien des essais et beaucoup de déceptions, je suis arrivé à avoir la conviction qu'une substance ne peut être fébrifuge qu'autant qu'elle est en même temps *tonique*, *amère* et *azolée ;* et que pour arriver à la toute-puissance fébrifuge, représentée par la quinine, ces trois principes doivent s'y trouver dans certaines proportions.

J'insiste d'autant plus sur les rapports de ces trois principes que, par mes recherches, j'ai eu pour but d'obtenir un composé qui pût les réunir. Ce travail a moins pour conséquence d'indiquer une substance spécialement fébrifuge *par elle-même*, que de faire ressortir qu'un composé quelconque, pour être anti-périodique et être présenté comme succédané du quinquina, devra offrir réunis le principe *tonique*, le principe *amer* et le principe *azoté*.

M. Baud serait arrivé à des résultats certainement meilleurs par l'hydro-ferro-cyanate de *potasse* et d'urée, si dans ce composé les principes *tonique*, *amer* et *azoté* eussent été représentés. Mais l'azote seul s'y trouve, et l'expérience a constaté que le sel fébrifuge de M. Baud ne répond pas aux espérances que dans le principe il avait inspirées.

C'est ainsi que j'ai été conduit par la théorie à un résultat pratique, et après avoir acquis la conviction que ces principes : *amer, tonique, azoté,* devaient être représentés dans une substance fébrifuge quelconque, je me suis peu préoccupé de la substance en elle-même. A ce propos je citerai les paroles de M. le docteur Amédée Latour qui, à l'occasion d'un rapport remarquable de M. le professeur Piorry, sur l'action du chlorure de sodium dans les fièvres d'accès, dit : « Cette question « doit être envisagée sous deux points de vue : sous ce- « lui de la doctrine et sous celui des faits ; le premier « toujours discutable, le second seul intéressant la « pratique et digne par-dessus tout de l'attention des « praticiens. »

A mon point de vue, toute substance qui sera présentée comme fébrifuge devra toujours offrir dans des proportions spéciales les trois principes que je viens d'indiquer ; et si la quinine est le fébrifuge par excellence, c'est qu'elle les réunit au plus haut degré, et dans les proportions les plus favorables à l'action fébrifuge hyposthénisante.

Pour mieux apprécier les considérations qui m'ont conduit dans ces recherches, il suffit de jeter un coup d'œil sur les substances le plus généralement considérées comme fébrifuges. Les principales sont :

1° Non azotées :

L'apiol.	Le houx.	Le poirier.
La benoîte.	L'ilicine.	Le putier.
La cétrarine (Lich.).	La lilacine.	La phloridzine (écorce du pommier).
Le chardon.	Le lichen.	La salicine.
La digitale.	Le lycopode.	Le saule blanc.
L'esculine.	Le marronnier d'Inde.	La valériane.
La fraxinine.	Le ményanthe.	
Le frêne.	L'olivier.	
La gentiane.	Le pommier.	

2° Azotées :

Les amandes amères.	La caféine.	La quinine.
L'épine-vinette (1).	Le cerisier sauvage.	Le sel ammoniac.
La bébéerine (du Bébéern).	Le tulipier.	La strychnine.
	La cinchonine.	

3° Les corps spéciaux :

L'arsénic.	Le chlorure de soude.	Le cyanure de fer.

En examinant avec attention la composition chimique de toutes ces substances fébrifuges, on voit que toutes sont toniques ou amères, et que celles qui jouissent au plus haut degré de la propriété anti-périodique, la quinine, la cinchonine, sont des amers toniques alcalins, contenant de plus, au nombre de leurs éléments, de l'*azote*.

(1) L'écorce de la racine de l'épine-vinette ou berberis contient deux principes amers ; ce sont la *berberine* découverte par Buchner et l'*oxyacanthine* découverte par Polex. Ce sont ces produits qui sont employés sous le nom de *quinoïde Armand*.

Après avoir tenu compte de la différence chimique qui existe entre les substances fébrifuges, distinguées en *non azotées*, en *azotées* et en *corps spéciaux*, on doit faire ressortir que la quinine et la cinchonine, ainsi que les autres substances azotées et alcalines, introduites dans l'économie animale, absorbées et entraînées dans le torrent de la circulation, ne tardent pas à révéler leur présence dans l'urine.

Les amers indigènes, corps ternaires neutres non azotés, sont détruits dans les phénomènes de la digestion, absorbés après cette décompositon, et ne se trouvent ni dans les liquides de la circulation, ni dans ceux qui sont produits par les sécrétions, dans la sécrétion rénale surtout.

Je passe sous silence toutes les explications qui ont été données de l'action de la quinine sur l'économie, comme fébrifuge anti-périodique; mais ce que je veux signaler, c'est que cette substance agit comme tous les amers sur les organes digestifs, et particulièrement sur l'estomac.

En dehors de cette première propriété, que la quinine partage avec tous les amers, elle est *azotée* et *alcaline*, conditions spéciales qui, échappant à l'action décomposante des organes digestifs, permettent qu'elle soit absorbée et qu'elle passe dans le torrent de la circulation, pour que le chimiste en retrouve les traces les moins équivoques dans les urines.

D'après les expériences intéressantes de M. le docteur Rauke, l'administration du sulfate de quinine a pour but de diminuer la quantité d'acide urique émise dans les vingt-quatre heures sous l'influence de la fièvre intermittente.

Il était curieux de savoir si la quinite pouvait avoir le même résultat. Un cristal d'acide urique mis en contact avec ce sel s'est parfaitement dissous. Ceci n'est point étonnant, puisque l'acide urique se dissout parfaitement dans les solutions alcalines. Il est donc probable que ce composé, introduit dans l'économie, jouit des mêmes propriétés que la quinine.

C'est cette double action de la quinine que j'ai cherché à reproduire dans le nouveau composé sous le nom de *quinite*. La salicine représente le principe *amer*, et le cyano-ferrure de sodium le principe *azoté* et *alcalin*, qui, introduit dans l'estomac, résiste à ses forces décomposantes, est absorbé, passe dans la circulation pour paraître dans les urines, où il est facile d'en constater la présence, puisque l'on a trouvé dans l'urine du cyano-ferrure de sodium et de la salicine qui s'étaient transformés en hydrure de salicyle et en acide salicylique.

La salicine n'est donc pas la représentation du principe fébrifuge, pas plus que les principes amers du quassia, du lilas et du frêne qui ont été expérimentés, et qui ont donné des résultats analogues, sous le rapport thérapeutique. Si j'ai choisi la salicine, c'est uniquement parce que cette sustance est plus que les autres à notre disposition, sous le rapport de l'économie, de la pureté et de la quantité.

Guidé par ces préliminaires, après avoir cherché à réunir plusieurs substances dans les conditions que je viens d'indiquer, je me suis arrêté à un mélange spécial de cyano-ferrure de sodium et de salicine, comme offrant les trois conditions fébrifuges se rapprochant le plus de celles que représente la quinine.

Si je n'ai pas employé, comme M. Baud, le ferrocyanate de *potasse*, et si j'ai préféré le cyanure de *sodium*, c'est, comme l'a dit M. le professeur Dumas dans son cours de chimie de 1844, parce que l'albumine animale ayant toujours une réaction alcaline, l'alcali auquel elle doit cette propriété est le carbonate de *soude*. La soude, en effet, joue dans l'économie animale un rôle que ne remplit pas la *potasse*. Dans les végétaux, c'est au contraire la potasse que l'on rencontre.

Ainsi, non seulement la quinite n'est point calquée sur le fébrifuge préconisé dans le temps par M. Baud ; mais on a eu, comme on le voit, des motifs sérieux de préférer le cyano-ferrure de sodium.

Enfin, pour détruire de suite le reproche que l'on pourrait adresser, d'avoir employé la salicine comme substance possédant à elle seule les propriétés fébrifuges de la quinite, je dirai qu'après avoir expérimenté avec la salicine *seule*, je n'ai obtenu que des résultats fort variables et très-incertains. Je savais que l'honorable Husson avait administré cette substance, sans succès, en 1830, à l'Hôtel-Dieu de Paris ; qu'en 1831, Magendie et Chomel avaient répété les expériences de Husson et n'en avaient pas obtenu de meilleurs résultats. M. le professeur Piorry, tout récemment encore, a déclaré que *la salicine ne fait aucunement diminuer le volume de la rate hypertrophiée.*

Les assertions de praticiens aussi éminents pouvaient suffire ; mais j'ai moi-même constaté sur plus de soixante fiévreux, auxquels j'ai administré la salicine, que cette substance était infidèle, puisqu'elle a échoué chez plus des deux tiers des malades.

Cependant, comprenant que j'étais juge et partie dans

cette cause, et voulant marquer ma conviction au coin de la plus rigide sévérité, j'ai prié M. le docteur Monvenoux, de Montluel, dans la Bresse, de répéter ces expériences avec la salicine *seule*. Voici la lettre que m'écrit, à ce sujet, le 19 mars 1856, cet honorable praticien :

« Monsieur et très-honoré confrère,

« Ne voyez, je vous prie, aucun mauvais vouloir dans le retard que j'ai mis à vous envoyer les observations — je devrais dire plutôt la nomenclature — des malades que j'ai traités par la salicine. Les fièvres que j'ai eu à combattre ne m'ayant offert aucune complication, ni rien de remarquable, j'ai pensé qu'il était inutile d'entrer dans des détails qui n'eussent été que des répétitions longues et ennuyeuses. Comme vous le verrez, j'ai administré la salicine à trente malades, et je n'ai réussi que sur onze, résultat bien différent de celui que m'ont fourni vos pilules, dont, je n'hésite pas à le dire, l'effet m'a paru plus certain : c'est, du reste, ce que les faits m'ont prouvé. »

Je n'indiquerai pas la nomenclature de ces trente fiévreux auxquels la salicine a été administrée par M. le docteur Monvenoux; les observations en sont annexées à ce mémoire, et il me suffira de dire que ses résultats, obtenus par la salicine, ont été numériquement les mêmes que les miennes, c'est-à-dire que cette substance ne réussit que 36 fois 6/10 %; mais j'ai voulu ainsi appuyer ces expériences d'une contre-épreuve faite par un confrère qui exerce dans une contrée essentiellement fiévreuse, et que je n'avais pas l'honneur de connaître antérieurement.

Le cyanure double de fer hydraté, le bleu de Prusse,

découvert en 1710 par Diesbach, à la fois pharmacien, chimiste et préparateur de couleurs à Berlin, a été également préconisé, comme fébrifuge, en 1827, par les docteurs Hasse et Zollickoffer, de Baltimore; mais il ne peut être considéré comme ayant été reproduit dans la quinite par le cyano-ferrure de sodium et de salicine, car ce dernier est composé *de deux équivalents de cyanure de sodium, d'un équivalent de proto-cyanure de fer, plus un équivalent de salicine,* tandis que le bleu de Prusse a pour formule : *deux équivalents de sesqui-cyanure de fer, plus trois équivalents de proto-cyanure de fer.*

La quinite peut donc remplacer, dans son action fébrifuge, anti-périodique, le sulfate de quinine, comme étant le composé *possédant, dans les conditions les plus avantageuses, les principes* TONIQUE, AMER et AZOTÉ. Une pilule de 0,30 de ce fébrifuge est l'équivalent de 0,10 de sulfate de quinine.

Mes premiers essais furent faits en 1851, et ces premières expériences furent tellement heureuses, que je doutais avoir eu affaire à des fièvres d'accès bien légitimes. Il fallait agir sur une vaste échelle; et comme la Sologne, où les fièvres d'accès sont si communes, touche aux portes d'Orléans, j'allai traiter gratuitement les individus atteints de fièvres, principalement aux époques où le miasme paludéen a le plus d'intensité. Toutes les semaines je consacrais une journée à parcourir les campagnes aux environs de Marcilly, de Menestreau, de Nouan-le-Fuzelier, de Salbris et de Pierrefitte, où pendant longtemps j'ai livré gratuitement de la quinite aux malades qui en réclamaient l'administration. Cette insistance, longtemps prolongée, ne fut pas sans être remarquée des habitants, qui, croyant que je donnais du sulfate de quinine ordinaire, ne pouvaient admettre qu'un simple médecin, spontanément, pût distribuer gratuitement un médicament qu'ils savaient être d'autant plus cher, que leurs ressources pécuniaires leur refusaient de s'en procurer. Et comme l'homme, le paysan surtout, abandonne son esprit à des suppositions imaginaires, il se répandit bientôt que j'étais l'instrument d'une volonté impériale qui avait ordonné de distribuer aux malheureux le médicament que leur rendait si nécessaire un sol marécageux et insalubre (1). Je me gardai bien de détruire cette croyance ; elle me venait en aide, augmentait la confiance et profitait aux malades que j'étais heureux d'assister.

Les observations recueillies en Sologne et annexées à ce mémoire sont légalisées par les maires des localités où les faits se sont passés.

C'est après avoir expérimenté que, pour ne pas être taxé d'enthousiasme pour ce composé fébrifuge, je m'adressai à M. le docteur Monvenoux, médecin de

(1) Il est si vrai que l'on attribuait mes excursions en Sologne, et la distribution *gratuite* que j'y faisais de la quinite, à un ordre supérieur, que sans ma participation, ce que j'affirme, les *Annales religieuses et littéraires de la ville et du diocèse d'Orléans* écrivaient dans leur causerie du 12 décembre 1863, page 139 : « Nous apprenons encore que M. Halmagrand, d'Orléans, *médecin chargé par la maison de l'Empereur* de visiter en Sologne les personnes atteintes de fièvres intermittentes paludéennes, doit expérimenter une nouvelle substance thérapeutique fébrifuge, heureusement essayée dans les Dombes. Dans ce but, il a fait publier daus les communes du canton de La Motte-Beuvron que le vendredi de chaque semaine il donnera GRATUITEMENT à la mairie de la Motte des consultations et des médicaments aux malades. C'est une généreuse pensée, qui ne rencontrera que des approbations. »

l'école impériale d'agriculture de la Saulsaie et chargé du service de l'hôpital de Montluel, où la plupart des malades sont fiévreux.

On ne trouvera pas inutile que je communique quelques passages, les plus importants, des lettres de ce confrère pour appuyer les faits qui font le sujet de cette communication que je viens soumettre au public médical.

M. le docteur Monvenoux exerce à Montluel, en Bresse, pays entouré par une portion assez considérable du cours du Rhône et de la Saône, et qui, présentant une superficie d'au moins 95,000 hectares de landes, de bruyères, d'étangs, de mares et de canaux d'irrigation, se trouve dans les conditions les plus favorables au développement des fièvres paludéennes.

La petite ville de Montluel, ancienne capitale de Valbonne, n'est pas précisément en Bresse, quoiqu'elle en soit rapprochée; elle est en Dombes, la partie du département de l'Ain la plus fiévreuse. Du reste, on confond généralement la Bresse et la Dombes, et l'on dit d'une personne affectée de fièvre d'accès : Elle a la *bressane*. *La traîne,* dans le pays, désigne les suites de la fièvre, lorsque la constitution du malade en a été profondément altérée.

La Dombes et la Bresse se composent en grande partie d'un plateau de sol argilo-siliceux dont la qualité est très-supérieure à celui de la Sologne. Sur 130,000 hectares des parties inondées du plateau de Dombes et de Bresse, il y a 20,000 hectares d'étangs, d'après Puvis, célèbre agronome fixé à Bourg, qui a tracé un tableau saisissant de la mortalité, de la dépopulation énorme et de la misère causées par l'influence désastreuse des miasmes paludéens qui, d'après ses calculs, réduisent la vie moyenne à dix-huit ans (1).

M. le docteur Monvenoux m'écrivait :

« Sur trente-six malades, tous affectés de fièvre intermittente bien franche, vos pilules fébrifuges ont réussi dans vingt-six cas. J'aurais peut-être obtenu un meilleur résultat si, dans le commencement que j'employais votre fébrifuge, je ne l'avais pas donné avec l'hésitation qu'apporte toujours un médecin dans l'emploi d'un médicament qu'il ne connaît pas. Avec vos pilules j'ai guéri les trois quarts des malades auxquels je les ai administrées, et je crois pouvoir avancer que maintenant je réussirai dans une plus grande proportion. »

Le 28 septembre 1853, cet honorable confrère m'écrivait de Montluel :

« J'aurais dû répondre plus tôt à la lettre que vous m'avez fait l'honneur de m'écrire ; mais j'étais en veine : vos pilules me réussissaient, et je voulais terminer la dernière boîte, afin d'avoir à vous donner de bonnes nouvelles. Je ne vous envoie pas maintenant mes observations sur les malades que j'ai traités par vos pilules, me réservant de le faire à la fin d'octobre. Jusqu'à cette époque, je pourrai surveiller, au point de vue de la récidive, ceux de mes fiévreux qui seront restés dans le pays. Je puis vous dire, dès à présent, que votre fébrifuge a réussi chez plus de la moitié de mes malades, sans aucun accident du côté des voies gastriques, et sans causer le moindre malaise. Je ne l'ai administré que contre la fièvre intermittente et rémittente, n'ayant pas encore eu occasion de l'employer dans d'autres affections. Je l'ai donné aussi

(1) *Des causes et des effets de l'insalubrité des étangs, de la nécessité des moyens d'arriver à leur dessèchement*, par PUVIS, correspondant de l'Institut. Bourg en Bresse, 1851.

dans *un cas d'hypertrophie énorme de la rate,* sans fièvre actuelle, et j'avais déjà obtenu un cinquième environ de réduction, quand je me vis forcé de suspendre le traitement faute de pilules.

« En attendant d'être en mesure de vous envoyer mes observations, je vais vous formuler ma pensée sur votre fébrifuge : je le crois appelé à rendre des services en raison de son innocuité sur les muqueuses gastro-intestinales, surtout dans les cas de fièvres intermittentes compliquées de gastro-entérite, chez les personnes atteintes de gastrites chroniques ou de gastralgie, et chez les enfants, qui le prennent sans répugnance. On peut toujours l'essayer sans danger dans toutes les fièvres simples; mais son effet étant moins sûr que celui du sulfate de quinine, il y aurait imprudence à se fier à lui dans le cas de fièvre grave ou pernicieuse. »

J'ai dû citer cette lettre, afin de faire connaître avec quelle attention M. le docteur Monvenoux a débuté dans ses premières expériences, et toute la réserve avec laquelle il a agi dans le principe.

En effet, le passage que je viens de citer est du 28 septembre 1853. Depuis cette époque, cet honorable confrère a continué d'administrer à ses fiévreux la quinite ; et, avec l'expérience, on voit le docteur Monvenoux accorder, par degré, plus de confiance à ce fébrifuge. Le 24 juin 1854, je trouve en effet dans une de ses lettres :

« J'ai employé votre fébrifuge chez vingt et un malades ; et, comme vous le verrez par les observations ci-jointes, il a réussi dans dix-huit cas. Les guérisons comme les insuccès ont été entourés des mêmes soins et des mêmes précautions pour arriver à la vérité. Car ce n'est pas seulement, mon cher confrère, parce que je suis désireux de vous voir réussir dans votre œuvre, que je poursuis avec ardeur la tâche que vous m'avez fait l'honneur de me confier : c'est encore dans l'intérêt de la science et de l'humanité. *A mes yeux, votre fébrifuge est un heureux médicament, presque aussi sûr que le sulfate de quinine,* que l'on peut employer dans toutes les circonstances, ET QUI DOIT TOUJOURS LUI ÊTRE PRÉFÉRÉ CHEZ LES ENFANTS, les personnes nerveuses et délicates, et surtout quand les voies gastro-intestinales ne sont pas en bon état. Je n'ai pas vu un seul malade fatigué de l'administration de vos pilules, qui m'ont rendu de véritables services dans certains cas où le sulfate de quinine, tout en coupant la fièvre, *aurait certainement compromis la santé de mes malades.*

« Je ne me laisse pas entraîner par l'attrait d'une nouveauté; non, je ne me passionne pas ; mais puis-je ne pas voir, quand j'ai sous les yeux et que je regarde ?

« La fièvre intermittente est, sans contredit, une des maladies les plus faciles à diagnostiquer. Elle se présente : on lui oppose votre médicament, et elle cesse. Ces faits sont trop matériels, et pas n'est besoin d'entrer dans de plus longs détails pour prouver que vos pilules sont un excellent fébrifuge. *Une autre considération des plus importantes, c'est que les guérisons obtenues sont plus durables* que par le sulfate de quinine, lequel, trop souvent, ne peut empêcher ces récidives qui sont le désespoir du malade et du médecin.

« J'oubliais de vous dire qu'il est difficile d'étudier l'action de votre fébrifuge sur la rate : les malades, une fois guéris, nous échappent, ou ne veulent pas se soumettre à un traitement dont ils ne sentent pas la nécessité. »

Le 16 juin 1854, M. Maygrier, secrétaire du directeur de l'école impériale d'agriculture de la Saulsaie, m'écrivait :

« M. le docteur Monvenoux me disait hier avoir obtenu

des succès remarquables, depuis peu, à l'aide de la quinite. Il vient de guérir complètement une nouvelle fièvre larvée (névralgie intermittente); et une fièvre d'accès qui, depuis sept ans, avait résisté à l'emploi du sulfate de quinine, a été admirablement coupée ; M. Monvenoux est émerveillé de ce dernier résultat. »

En même temps que je prenais la Sologne et la Bresse pour le théâtre de mes premières expérimentations, je faisais tous mes efforts pour établir des rapports avec l'Algérie, dont certaines contrées offrent des types spéciaux de fièvres d'accès de la plus extrême intensité, et où l'on fait un usage si considérable du sulfate de quinine. Ces efforts n'ont pas tout d'abord été couronnés de succès. Je suis obligé de dire que je n'ai trouvé, dans le principe, aucun médecin qui voulût s'occuper sérieusement de ces expérimentations; leur indifférence, à cet égard, a été complète. Cependant, à Bone, un jeune médecin vétérinaire du 5e hussards, M. Goyau, dont les travaux lui ont mérité de passer à l'école de Saumur, et qui est maintenant vétérinaire en premier, professeur d'hippologie à l'école impériale spéciale militaire de Saint-Cyr et chevalier de la Légion-d'Honneur, s'occupa de l'administration de la quinite; mais il ne put suivre les malades auxquels il l'avait administrée. Voici, néanmoins, ce qu'il écrit de Bone, le 10 mars 1855, très-laconiquement, dans une lettre adressée à sa mère :

« J'ai le regret de te prier de dire à M. Halmagrand que rien encore de décisif n'a été fait : les pilules essayées deux fois ont parfaitement réussi. »

Je continuais ces expériences en Sologne, lorsque commença la campagne de Crimée. J'avais appris que les fiévreux y étaient nombreux ; il fallait trouver un médecin qui voulût bien se charger de ce nouveau fébrifuge. Mes relations me servirent merveilleusement, puisqu'elles me mirent en rapport avec M. le docteur Marroin, montant le vaisseau amiral le *Montebello*, et médecin en chef de l'escadre de la mer Noire. Le savoir et l'honorabilité de ce médecin distingué sont assez connus pour que ses assertions ne laissent aucun doute.

M. le docteur Marroin m'écrivait du *Montebello*, le 11 mai 1855 :

« J'avais chargé M. Bastin (1), chirurgien du bord et mon secrétaire, d'excuser mon silence auprès de vous. Mon désir, en vous répondant, était de pouvoir formuler quelque chose de précis à l'égard de votre fébrifuge.

« Trois cas d'infection paludéenne, bien marquée, m'ont permis d'administrer votre sel *avec un succès complet*, en ce qui concerne la suppression des accès. J'ai continué la médication de manière à prévenir les récidives, et mon procédé, comme le vôtre, se rattache à ce que j'ai vu généralement pratiquer à l'École de Paris.

« J'ai chargé M. Bastin de recueillir ces observations. Elles vous seront adressées quand il me sera démontré que la guérison des hommes soumis à ce traitement est confirmée, *qu'elle s'est maintenue malgré les refroidissements de l'atmosphère et l'impression de la pluie.*

« Dans ces conditions, ces observations pourront réellement servir la bonne cause que vous défendez, etc. »

(1) M. le docteur Bastin est actuellement un des jeunes praticiens distingués des environs de Paris (à Asnières).

Ces observations ne se firent pas longtemps attendre; elles sont jointes à ce mémoire, et elles étaient accompagnées d'une lettre de M. Bastin, secrétaire de M. Marroin, et dont j'extrais les passages suivants :

« Trois hommes se sont présentés à nous avec de véritables fièvres intermittentes. L'un d'eux était pour la troisième fois atteint d'accès qui ont constamment affecté le type tierce. Après avoir constaté quatre fois la périodicité de cette fièvre, votre fébrifuge a été administré, et dès la première dose les accès disparurent pour ne plus revenir.

« Le deuxième est un homme de vingt-neuf ans qui, depuis l'âge de six ans, a été, à plusieurs reprises, pris d'accès de fièvre intermittente. Dans presque tous les pays qu'il a visités, en Amérique, en Afrique, en Europe, il a dû quitter les bâtiments sur lesquels il était embarqué, pour chercher en France une guérison qu'il ne pouvait obtenir dans les ports où il contractait ces fièvres. Chaque année les accès reparaissaient de plus en plus violents. Cette fois surtout, ils avaient acquis un degré d'intensité qu'ils n'avaient peut-être jamais atteint. Dès la première prise de vos pilules, un grand changement s'opéra chez cet homme. Le premier accès ne disparut pas complètement; mais le stade de froid fut considérablement diminué, tandis que, durant le stade de sueur, qui constitue à lui seul presque tout l'accès, les effets de literie du malade ont été transpercés. L'accès, qui jusqu'alors avait duré plus de douze heures, n'en avait eu que six. Depuis, l'apyrexie ne s'est pas démentie un seul instant.

« Quant au troisième, c'est un homme qui depuis son enfance n'a pas cessé, pour ainsi dire, de se trouver sous l'influence de la cachexie paludéenne. Jamais, dit-il, on n'avait pu le délivrer complètement de la fièvre intermittente. Le sulfate de quinine n'avait jamais fait qu'éloigner les uns des autres et amoindrir les accès, qui, d'abord quotidiens, puis tierces, puis quartes, ne se montraient plus qu'à sept jours d'intervalle. Dès la première administration de votre précieux médicament, cet homme n'a pas éprouvé le moindre accès, pas même le moindre malaise. J'allais oublier de vous faire part de cette remarque importante : que le second de ces hommes n'avait pu, lors de ces derniers accès, en septembre 1854, supporter le sulfate de quinine que dans du café noir. Votre sel, au contraire, ne causa aucune irritation de la muqueuse gastro-intestinale. »

Quelque temps après, je reçus ces trois observations détaillées et signées de M. le docteur Marroin, actuellement professeur à l'hôpital d'instruction de Toulon. Cet envoi était accompagné de la lettre suivante :

Montebello, devant Sébastopol, 15 juin 1855.

« Mon cher Monsieur, je vous envoie aujourd'hui les observations dont je vous parlais dans une lettre de M. Marroin, qui vous *confirme le succès complet* que nous avons obtenu et qu'il vous avait déjà signifié par sa première lettre. Le nombre de vos pilules a considérablement diminué, employées comme elles l'ont été *à un moment où le sulfate de quinine nous faisait complètement défaut. L'irrégularité avec laquelle nous les avons administrées en ces occasions, et la suspension que nous en avons faite lorsque nous avons reçu le médicament,* ne nous ont pas permis d'en constater aucun effet bien réel et bien positif. J'espère donc qu'un de ces jours je recevrai plusieurs flacons de vos pilules. »

On voit que si j'étais loin du théâtre où tant de dévoûments se sont illustrés, je pouvais m'estimer heureux d'avoir participé, pour une faible part, au soulagement de nos vaillants compatriotes.

En même temps que M. le docteur Marroin dirigeait

ainsi l'administration de la quinite, M. le docteur Monvenoux n'en continuait pas moins l'expérimentation dans la Bresse. Dans une de ses lettres datée du 2 juin 1855, il m'écrit :

« Aujourd'hui encore, je vous ferai compliment de vos pilules ; depuis les dernières observations que je vous ai envoyées, c'est-à-dire depuis un an bientôt, j'ai continué de les employer avec un véritable succès. N'étant pas en mesure de vous donner des observations détaillées de mes malades, je ne ferai, pour ainsi dire, que les citer, uniquement pour constater un fait. Je ne vous en signale que ving-huit, *bien qu'ayant donné vos pilules à un plus grand nombre;* mais il en est plusieurs qui viennent me consulter et que je ne revois plus ensuite, malgré leur promesse de me faire connaître le résultat du médicament. Si je n'ai pas tout à fait la certitude de la guérison de ces malades, j'ai bien des raisons pour y croire, *car il est rare que votre fébrifuge me fasse défaut.* »

J'ai cherché à étendre mes relations dans le midi de la France. Parmi les médecins auxquels je me suis adressé, je dois signaler l'empressement avec lequel M. Légier, médecin à Courtheson, s'est empressé de répondre à mon appel. Dans la lettre qu'il m'écrit le 1er avril 1857, après s'être excusé d'être resté quelque temps sans me répondre, attendu, dit-il, que *ce n'est qu'à de longs intervalles qu'il a l'occasion d'observer dans sa pratique des cas de fièvre d'accès*, les trois cas dans lesquels il a administré la quinite ont été *trois succès*. Je ne puis m'empêcher de citer ses observations :

« Le 10 novembre 1856, je fus appelé, dit M. Légier, pour

soigner la nommée Françoise Ayas, âgée de vingt-deux ans, domiciliée au Château-Neuf-du-Pape ; elle était atteinte d'un embarras saburral avec exacerbation bien prononcée tous les soirs à quatre heures, ne se terminant que le lendemain matin, par une sueur abondante. Les évacuants, et ensuite le sulfate de quinine de très-bonne qualité que j'administrai *sans résultat,* quoique je réitérai la dose de 1,00, m'engagea à avoir recours à votre fébrifuge, qui me fut remis précisément à cette époque. Je l'administrai à la dose que vous m'aviez indiquée, et dès le lendemain la fièvre n'a plus reparu. Même succès pour un cas de névralgie intermittente qui se manifestait tous les deux jours au petit doigt de la main gauche du nommé Vidal (Georges), charron, âgée de trente-cinq ans, domicilié à Courthesón. Enfin, dans le mois de février 1857, un jeune enfant âgé de trente mois, atteint de fièvre intermittente tierce, a été guéri par votre fébrifuge, administré en lavement. »

Enfin, le 23 avril 1857, je recevais de M. le docteur Monvenoux la lettre suivante, qui me paraît trop importante pour ne pas la publier :

« En réponse à votre lettre, en date du 20 courant, j'ai l'honneur de vous faire connaître les résultats que j'ai obtenus, par votre fébrifuge, pendant l'année 1856. Je l'ai administré à 22 malades sur lesquels j'ai 15 succès et 7 insuccès, proportion moins favorable à votre médicament que celle fournie par mes observations antérieures ; *je vous signalerai plus bas la cause probable de cette différence.* Parmi les insuccès, je compte 3 fièvres tierces, 3 quotidiennes et une quarte ; parmi les succès, 9 quotidiennes et 6 tierces.

« Sur la fin de l'été, et pendant l'automne de 1856, dit M. le docteur Monvenoux, la fièvre intermittente, dans notre contrée, *était tellement tenace, qu'il fallait doubler les quantités de sulfate de quinine,* et, dans certains cas, y revenir plusieurs fois pour couper des accès *que nous enlevons presque toujours d'emblée et avec une dose ordinaire.* Depuis bientôt quatorze ans que j'exerce la médecine à Montluel, où chaque année je vois un grand nombre de fiévreux, *je n'avais pas encore rencontré une pareille résistance.* J'hésitais alors à donner votre fébrifuge, ou bien, dans la crainte de lasser la patience des malades, je le cessais trop tôt, pour recourir au sel de quinine. *Ces difficultés vous expliquent le petit nombre de nos succès,* et cependant, cette proportion est peut-être *un bon résultat,* vu les circonstances exceptionnelles dans lesquelles nous avons employé ce fébrifuge. Je continuerai, mon cher confrère, l'usage de votre quinite, que je regarde comme un bon anti-périodique, et, plus tard, je vous informerai de mes résultats. »

Le 5 juillet 1858, M. le docteur Monvenoux m'écrivait encore :

« J'ai l'honneur de vous adresser les résultats que j'ai obtenus par votre fébrifuge depuis le mois de mai 1857 jusqu'à présent. »

« Je l'ai employé sur 24 malades qui m'ont fourni 18 succès et 6 insuccès.

« 10 fièvres tierces : succès, 7 ; insuccès, 3.

« 10 fièvres quotidiennes : succès, 8 ; insuccès, 2.

« 3 névralgies intermittentes quoditiennes : succès, 2 ; insuccès, 1.

« 1 fièvre rémittente quotidienne : succès, 1. »

Des relations amicales s'étaient établies entre moi et M. Roguet, père de M. Roguet, directeur des contributions indirectes à Constantine, et comme je recherchais tous les moyens d'éclairer une expérimentation dont les résultats m'ont toujours paru du plus grand intérêt, M. Roguet de Constantine, avec une bienveillance et un empressement pour lesquels je le prie ici de recevoir les témoignages publics de ma reconnaissance, me mit en rapport avec M. le docteur Renucci, médecin de colonisation de première classe. A dater de ce moment, M. Renucci ne laissa échapper aucune occasion pour administrer la quinite, et j'ai été heureux de trouver en ce confrère une compensation aux difficultés éprouvées, dans le principe, pour me mettre en contact avec nos confrères de l'Algérie.

Cet honorable praticien, exerçant depuis longues années dans une localité où les fièvres sont de la plus grande intensité et où le sulfate de quinine s'administre à des doses énormes, et continuellement, pendant des temps infinis sur le même malade, ce qui ne laisse pas que de léser les organes digestifs, m'écrivit le 9 novembre 1858 :

« Je puis vous assurer que votre fébrifuge peut remplacer avec avantage le sulfate de quinine, surtout en Afrique. Ce dernier sel ne produit plus les mêmes effets que dans les commencements. Les récidives sont très-fréquentes, tandis qu'après l'administration de votre quinite, rarement j'en ai eu. »

A la même époque encore, M. le docteur Renucci écrivait :

« Je vous félicite d'avoir invoqué le secours des praticiens pour juger, sur les faits, la valeur thérapeutique de votre fébrifuge. *Nous avons administré votre médicament à cent individus avec le plus grand succès : excepté un homme et deux femmes, tous sont guéris radicalement, sans avoir éprouvé aucun accident.* De plus, j'ai fait des expériences entre le sulfate de quinine et votre fébrifuge ; le vôtre ne produit ni gastrite, ni dyssenterie, ni vomissements, ni surdité, ni perte de connaissance, quoique je l'aie donné aux malades à hautes doses dans les fièvres intermittentes régulières, tandis que le sulfate de quinine, donné à haute dose, produit tous les accidents dont nous avons parlé. Cela ne veut pas dire que ce dernier ne soit précieux, car il guérit non seulement les fièvres intermittentes régulières, mais il guérit radicalement les fièvres pernicieuses. J'ai remarqué aussi qu'après l'usage de votre fébrifuge les récidives sont rares, *tandis qu'après l'administration du sulfate de quinine, chez ceux qui ne gardent pas le régime des soupes, les accès de fièvre reparaissent, tandis que ceux qui ont pris votre fébrifuge rarement ont eu des récidives.*

« Ainsi, votre quinite, honorable confrère, peut bien remplacer le sulfate de quinine pour guérir les fièvres intermittentes. Quant aux fièvres pernicieuses, je n'ai pas encore fait l'expérience de votre remède. Je vous remercie, honorable confrère, de la confiance que vous avez eue en moi, car vous m'avez envoyé un flacon de votre préparation sans me connaître ; mais malgré cela j'ai fait mes expériences en honneur et conscience. »

ALGÉRIE.
PRÉFECTURE DE CONSTANTINE.
1er Bureau.
1re Section.
N° 6,437.
STATISTIQUE.
Observations de S. A. I. sur son rapport du mois de septembre.

Le secrétaire général délégué, pour le préfet de Constantine, écrivait le 16 décembre 1858 :

« Monsieur le docteur,

« S. A. I. le prince Napoléon, chargé du ministère de l'Algérie et des colonies, à qui j'ai transmis votre rapport médical afférent au mois de septembre dernier, vient de m'adresser, à l'égard des renseignements que vous avez consignés, les observations ci-après, que je me fais un plaisir de transcrire *in extenso*.

« J'ai remarqué avec un intérêt particulier la partie du rapport de M. le docteur Renucci, médecin de la banlieue de Constantine, sur l'emploi d'un nouveau fébrifuge du docteur Halmagrand, désigné sous le nom de *quinite*. Les bons effets que M. Renucci a obtenus de ce remède, *qu'il déclare préférable au sulfate de quinine* dans beaucoup de cas, *et son prix peu élevé,* le rendraient doublement précieux pour l'Algérie. Il est vivement à désirer que les expériences continuent à être faites dans la banlieue de Constantine et soient généralisées, et je ne saurais trop engager M. Renucci à se mettre en rapport, à ce sujet, avec ses confrères des trois provinces.

« Je vous serais reconnaissant, monsieur le docteur, de vouloir bien me tenir exactement informé de ce qu'il vous aura été possible de faire en conformité des instructions de Son Altesse Impériale.

« Recevez, etc.

« Pour le préfet,
« *Le secrétaire général délégué,*
« Signé : Fenech. »

Dans une autre lettre du 15 février 1859, M. le docteur Renucci me disait :

« Votre découverte est de la plus haute importance pour tout le monde, et en particulier pour les habitants de l'Algérie. »

M. le docteur Latour, médecin de colonisation à Gastonville, m'écrivait le 4 mars 1859 :

« Le docteur Renucci, de Constantine, dit avoir retiré beaucoup d'avantages de l'emploi de la quinite, qu'il préfère, dans beaucoup de cas, au sulfate de quinine. »

Le 12 février 1859, M. Mullet, pharmacien, m'écrivait, en parlant de M. le docteur D... :

« Deux insuccès l'avaient, de prime-abord, désespéré ; il n'avait peut-être pas assez élevé la dose. Un bon résultat obtenu sur un zouave, chez lequel la guérison a été complète, a remis votre succédané en faveur. »

Le 4 mars 1859, je recevais de M. le docteur Baubonne, de Penthièvre (Algérie), la lettre suivante :

« M. le sous-préfet vient de me communiquer les résultats avantageux de la quinite dans les fièvres intermittentes, obtenus par M. le docteur Renucci; il m'invite en même temps à en faire l'essai. C'est une heureuse découverte si ce fébrifuge possède toutes les qualités, moins les inconvénients, du sulfate de quinine. L'Algérie est un de ces pays où les fièvres d'accès dominent de beaucoup, et où, par conséquent, l'urgence d'un succédané du quinquina se fait sentir le plus. »

D'anciennes relations existant entre moi et le docteur Camescasse, médecin sanitaire à Smyrne, je le priai, en lui envoyant une forte quantité de quinite, d'administrer ce fébrifuge. Voici ce qu'il me répondit le 5 avril 1859 :

« J'avais commencé, à votre intention, une série d'observations sommaires; mais ne pouvant pas continuer à les rédiger moi-même, et n'ayant pu trouver dans la jeunesse fort illettrée de Smyrne un secrétaire qui pût les écrire sous ma dictée, ou les confectionner d'après des notes qui n'étaient intelligibles que pour moi, force a été de m'en tenir au résultat numérique :

« Vingt-trois cas de fièvres intermittentes, le plus souvent tierces, dans lesquelles deux pernicieuses et trois quartes;

« La plupart simples et sans autres complications que quelques phénomènes gastriques ou bilieux, etc.

« Dans les deux cas de fièvres, dont le deuxième une fois, et le troisième l'autre fois, où les accès ont revêtu des caractères inquiétants, j'ai dû, d'après votre conseil même, recourir au sulfate de quinine.

« Dans deux des cas de fièvre quarte, et par conséquent invétérée, vu que ce type ne se manifeste ici que sur les individus chez lesquels a duré pendant quelque temps la maladie sous le type tierce ou quotidien, votre fébrifuge est resté sans effet marqué.

« Dans tous les autres cas, sans exception, il a réussi comme les fébrifuges les plus éprouvés, le quinquina et ses sels. »

Le 18 avril 1859, je recevais de M. Mullet, pharmacien aide-major de Lyon, la lettre suivante :

« Le deuxième envoi de 100,00 de votre fébrifuge vient d'être consommé par le docteur D... Il l'emploie sous forme de pilules; il s'en trouve bien et désirerait en continuer l'emploi. »

Le 18 juillet 1859, M. le docteur Nouffert, médecin de colonisation à Guelma, ancien interne des hôpitaux civils de Paris, membre de la Société médicale d'observation de Paris, etc., avait la bonté de m'adresser la copie du passage suivant du rapport qu'il avait fait à M. le sous-préfet :

« Monsieur le sous-préfet, j'ai l'honneur de vous rendre compte du résultat de l'essai que j'ai fait d'un nouveau fébrifuge, préconisé par mon honorable confrère, le docteur Renucci, et dont M. Halmagrand, d'Orléans, a envoye gratuitement une certaine quantité. M. le docteur Halmagrand m'a fourni, avec une extrême obligeance, tous les renseignements nécessaires pour me guider dans l'administration d'une substance dont la composition m'inspirait quelque défiance, et dont j'ignorais le mode d'emploi, les doses et les circonstances qui pouvaient favoriser ou contrarier son action physiologique ou thérapeutique.

« Désormais pleinement rassuré, j'ai choisi cinq malades atteints de fièvre intermittente, franche et légitime ; l'un a déjà subi de nombreux traitements, et ne supporte plus le sulfate de quinine, qui provoque des coliques et de la diarrhée; le deuxième est atteint, ainsi que le troisième, de la fièvre pour la première fois, et par suite ils n'ont jamais pris de quinine ; le quatrième a déjà éprouvé de fréquents accès que faisaient disparaître quelques grammes de quinine ; le cinquième est un enfant d'un an atteint de fièvre de dentition, avec des intermittences bien prononcées.

« Toutes ces fièvres sont simples, régulières et tierces.

« Au début, chacun des malades a pris un purgatif salin ; immédiatement après l'accès, chaque adulte a reçu 2,00 de quinite; l'enfant 0,25, et ces doses ont été répétées après chaque nouvel accès. Ces quantités ont en général provoqué quelques coliques peu intenses, sans autre accident. La durée du traitement a varié de trois jours à trois semaines; chez les trois derniers malades, la fièvre a disparu de suite, sans récidive. Chez les deux premiers, il y a eu récidive après une suspension de sept à treize jours. Ces traitements ont été suivis en mars, avril et commencement de mai.

« Si maintenant nous tenons compte de la rareté des fièvres pendant ce printemps, et du caractère de bénignité qu'elles présentaient en général, de la facilité avec laquelle quelques grammes de quinine arrêtaient les accès chez d'autres malades, nous serons forcé d'émettre avec la plus grande réserve notre opinion sur l'action thérapeutique du nouveau fébrifuge ; nous croyons cependant pouvoir formuler ainsi notre pensée sur les résultats obtenus : la quinite exerce une action curative bien évidente sur les fièvres intermittentes, simples, etc. »

Il ne faut pas croire que toutes les expériences faites aient eu d'aussi bons résultats. M. le docteur Burdel, de Vierzon, m'écrivait le 31 juillet 1859 :

« Mon cher et excellent confrère, ma provision de quinite est épuisée. Depuis quinze jours, la fièvre intermittente donne avec force, et depuis lors aussi j'expérimente votre préparation avec zèle et ardeur. Jusqu'à présent, je n'avais eu que des résultats négatifs, et véritablement j'étais si contrarié que je n'osais vous récrire avant d'avoir de meilleures nouvelles à vous donner. Aujourd'hui, votre fébrifuge me semble plus fidèle, parce que peut-être je le donne à plus haute dose et d'une manière plus continue. Si j'ai obtenu quelques succès, vous pouvez être sûr qu'ils sont de bon aloi, car j'ai été très-sévère. J'ai choisi des cas de fièvres très-avérées et d'un diagnostic irréprochable ; j'ai fait subir à votre quinite des épreuves et des contre-épreuves difficiles, et *pourtant j'ai eu des succès.* »

Le 29 novembre 1859, ce médecin distingué m'écrivait :

« Toutefois, ces travaux ne m'ont pas empêché de continuer l'expérimentation du nouveau fébrifuge que vous avez bien voulu me confier ; mais je dois vous dire que son emploi a été loin de donner des résultats toujours satisfaisants et que, dans beaucoup de cas, il m'a fallu non seulement en cesser l'administration, mais encore parer aux accidents qu'il m'a semblé occasionner, lorsqu'il est ordonné à haute dose et pendant quelque temps. Ces accidents consistent dans un peu d'irritation gastro-intestinale, comme en produit quelquefois le sulfate de quinine, mais surtout dans une action spéciale sur le sang. Dans plusieurs cas, il a fait naître des épistaxis très-abondantes, et par là a semblé développer plus rapidement la cachexie.

« J'ai administré dans soixante-trois cas la quinite, et sur ce nombre je n'ai eu que dix-huit guérisons franches ; dans les autres cas, le résultat a été négatif, et il a fallu employer le sulfate de quinine. »

On peut lire dans la *Gazette médicale italienne* (États sardes), l'article suivant, daté de Turin, le 19 septembre 1859 :

COURTE NOTICE

Sur l'emploi de la Quinite dans les fièvres intermittentes,

Par le Docteur Musizzano,

Médecin-chirurgien-accoucheur du bureau de bienfaisance de la ville de Turin.

« Avant la découverte de l'écorce du Pérou et de ses préparations, et depuis cette époque, de nombreux remèdes fort variés ont été empruntés aux trois règnes de la nature pour être appliqués au traitement des fièvres intermittentes ; mais jusqu'à présent, il a été impossible d'en trouver un seul qui, par sa vertu et son action fébrifuge, générale et constante, puisse rivaliser avec le quinquina officinal : aussi les disciples d'Hygie n'ont-ils recueilli que bien peu de fruits de leur zèle infatigable et de leurs continuelles recherches.

« Tout récemment, un médecin, M. Halmagrand, a formulé un composé appelé quinite. Ce composé, qui est très-soluble dans l'eau, d'une couleur blanc-jaunâtre, d'une saveur salée et amère, a été administré avec un plein succès dans les fièvres intermittentes par le docteur que nous venons de citer.

« L'honorable pharmacien Variglia, directeur de la pharmacie centrale de Turin, s'empressa de se procurer ce spécifique, et aussitôt après avoir lu le rapport du docteur Halmagrand, je n'hésitai point à le prescrire ; jusqu'à présent j'en ai été pleinement satisfait.

« Pendant le mois d'août dernier, j'ai traité seize fièvres intermittentes par le nouveau remède : six de ces fièvres appartenaient au type quotidien, huit au type tierce, une seule au type quarte; la seizième était une fièvre locale et larvée, occupant le rameau ophtalmique *de la cinquième* paire. *Je ne fus pas peu surpris de voir le médicament triompher rapidement du dernier de ces accès intermittents* qui se renouvelaient tous les soirs au coucher du soleil.

« La malade dont il s'agit, Anna Negro, habite une mansarde de la maison Massuchette, boulevart Saint-Maxime; non seulement réduite à une extrême misère, mais encore d'une constitution cachectique et d'un tempérament nerveux, elle ne jouit que d'une santé fort précaire, et elle est continuellement la proie d'une iliade de maux qui lui rendent la vie pesante et ennuyeuse : les autres fois, lorsqu'elle était attaquée de semblables accès, j'avais la plus grande peine à faire cesser cet état de souffrance. Cinq de ces fièvres tierces ou quotidiennes étaient accompagnées de douleurs d'estomac, ce qui fit qu'avant d'employer le remède en question j'administrai aux malades de l'eau impériale stibiée, puis je prescrivis le spécifique au retour du nouvel accès.

« Dans les autres cas, j'ai commencé par faire prendre un purgatif, ordinairement l'huile de ricin, puis j'ai donné la quinite dans l'apyrexie, à la dose de 1 gramme dissous dans 75 grammes d'eau distillée sucrée. Ces fièvres cédaient devant l'emploi du fébrifuge, à l'exception d'une seule, qui se compliqua d'une inflammation du système de la veine porte, et dut être traitée par une méthode thérapeutique spéciale. Pendant le cours du traitement se manifesta un ictère très-intense et très-grave : le malade est actuellement en état de guérison.

« Dans deux cas, j'ai dû renouveler l'emploi du fébrifuge; dans une seule circonstance, j'ai dû l'employer jusqu'à trois fois à la dose indiquée ci-dessus.

« Le nouveau fébrifuge, suivant les instructions du docteur français, doit être administré à des doses plus fortes que le sulfate de quinine; cependant je l'ai toujours donné à la dose que je prenais ordinairement, et que je regarde comme nécessaire pour le traitement des fièvres intermittentes par le sulfate péruvien. Je dis nécessaire, parce que depuis quelques années, dans ces contrées, j'ai toujours été obligé, afin d'obtenir un effet certain, de prescrire le sulfate ou l'hypersulfate à la dose de 75 à 100 centigrammes, et même au-delà. C'est ce qui ne se faisait point pendant mes premières années d'exercice, ni lorsque j'étudiais l'art que je professe.

Alors, il y a quatre lustres, le professeur SACCHERO, d'heureuse mémoire, l'excellent maître dont je suivais la clinique, n'ordonnait habituellement du sulfate de quinine aux malades atteints de fièvres périodiques qu'à la dose de 20 ou de 30 centigrammes dissous dans de l'eau distillée, aiguisée de quelques gouttes d'acide sulfurique. Il faudrait en conclure ou bien que le sulfate péruvien n'a plus la même force et la même activité qu'il avait alors, ou bien que les fièvres intermittentes sont plus persistantes et plus rebelles contre leur spécifique qu'elles ne l'étaient il y quinze ou vingt ans.

« Malgré l'appui de tous les faits qui précèdent, je n'oserai jamais proclamer que le nouveau remède est le véritable succédané de l'écorce du Pérou et de ses préparations ; j'ai seulement l'intention, en écrivant cet article, de publier mes propres expériences, afin que d'autres praticiens, dans l'intérêt des malades confiés à leurs soins intelligents ou dans l'intérêt de la science, puissent en faire usage dès à présent, d'autant plus que la saison où nous nous trouvons est favorable au développement des fièvres intermittentes.

« Il en résultera que l'on pourra, ou bien constater par des faits nouveaux et nombreux l'action anti-périodique du nouveau médicament, ou bien l'abandonner définitivement, ainsi qu'on a dû malheureusement le faire pour beaucoup de remèdes qui, à peine signalés à l'horizon de la clinique, en sont aussitôt disparus.

« Les fièvres intermittentes apparaissent chaque année, et dans les différentes localités empreintes de caractères particuliers, tels que certaines méthodes qui ont été efficaces une année, et dans une localité donnée, deviennent impuissantes dans d'autres circonstances. C'est pourquoi il est de la plus haute importance, afin de ne point commettre d'erreur, de reconnaître les fièvres intermittentes qui ont un cours et des allures particulières. Les fièvres doivent donc se diviser en deux classes : les fièvres simples et les fièvres compliquées. Les premières sont celles qui seront traitées par l'écorce péruvienne et ses préparations, ou bien par d'autres succédanés ; les secondes, celles dont la cure, beaucoup plus difficile, doit varier comme les complications auxquelles elles ont donné lieu.

« Je conseillerai donc de n'employer le nouveau fébrifuge que dans les fièvres intermittentes simples, *ce qui permet encore une application fort étendue,* car elles sont très-fréquentes presque partout. Les médecins pourront très-facilement le faire prendre à leurs malades en leur disant que ce n'est point du quinquina, surtout s'ils ont affaire à des paysans ou à des ouvriers, car les personnes sans instruction éprouvent de l'aversion et une certaine répugnance à en faire usage, et ce qu'il y a de pire, elles attribuent à l'écorce péruvienne et à ses préparations des effets malfaisants qui ne sont point du tout le résultat d'un remède qu'on pourrait appeler, à juste titre, le remède divin, et considérer comme l'un des plus grands bienfaits que le créateur ait départis au génie humain. Elles devraient, avec bien plus de raison, s'en prendre à leur ignorance crasse, à leur obstination, à leur négligence, aux mauvais soins qu'elles reçoivent, comme conséquences de leur superstition, de leurs opinions erronées et préconçues, et de leurs préjugés vulgaires.

« Si le tribunal de l'expérience et des faits sanctionne un jour la vertu spécifique de ce nouveau composé, on verra disparaître pour toujours, ou au moins pour fort longtemps, ces fièvres longues et obstinées qui affligent la classe la moins intelligente, en produisant presque toujours des résultats plus ou moins funestes sur les malheureux qui ne veulent à aucun prix que le quinquina entre dans leur corps.

« Le prix élevé et toujours croissant de l'écorce du Pérou et de ses composés, surtout en comparaison du bas prix du médicament dont nous avons fait l'éloge précédemment, la difficulté de s'en procurer de bonne qualité, l'idiosyncrasie particulière et insurmontable de quelques malades, ou la prévention qu'ils manifestent contre le sulfate, voilà autant de causes qui font prévoir, pour le nouveau remède, un usage fort étendu, surtout dans les classes les moins aisées, et dans les établissements civils et militaires : nous supposons toujours que l'action fébrifuge du nouveau spécifique vienne à être constatée par des faits irrécusables et par une longue expérience.

« De ce que je viens d'exposer, on peut tirer les corollaires cliniques suivants :

« 1o La quinite peut être administrée dans les fièvres intermittentes les plus simples.

« 2o La dose sera d'un gramme à deux grammes que l'on fera dissoudre dans de l'eau sucrée, ou édulcorée par quelque sirop *non acide*, ou que l'on pourra employer sous forme de pilules. On observera, toutefois, que la dose peut être portée jusqu'à 4 ou 5 grammes, sans produire le moindre inconvénient ni le moindre dérangement dans les voies digestives.

« 3o Il n'irrite point la muqueuse intestinale ; on peut, par conséquent, l'administrer aux personnes nerveuses, de constitution délicate, de fibres sensibles, à celles qui sont affectées d'irritations gastro-entériques, et cela sans crainte de les voir augmenter. *On l'administrera surtout dans tous les cas où le malade ne peut supporter le sulfate de quinine.* »

« Aux notes cliniques du docteur Musizzano sur le nouveau spécifique anti-périodique, j'ajouterai les observations que j'ai pu faire moi-même sur le même sujet et dans ma clientèle.

« Placé également dans des conditions favorables pour voir de fréquents cas de fièvres intermittentes, je voulus expérimenter la quinite qui m'avait été proposée par le pharmacien Variglia, pourvu, toutefois, qu'il s'offrît à moi des cas qui pussent permettre l'essai du nouveau remède. Je le fis d'autant plus volontiers que j'avais eu déjà connaissance des bons résultats obtenus précédemment par le docteur Musizzano.

« Le 6 septembre courant, on me présenta une ouvrière de la fabrique des tabacs, Jacinthe Franconi, âgée de seize ans. Trois mois auparavant, elle avait déjà été malade de fièvre tierce, était d'un tempérament lymphatique, mal nourrie, et non encore réglée. Sa maladie, traitée la première fois par le sulfate de quinine, avait cédé à la troisième ou quatrième dose du médicament. La fille Franconi était dernièrement encore prise de fièvre tierce avec céphalalgie et coliques ; les accès se reproduisaient régulièrement avec frisson, chaleur et transpiration. Je prescrivis une décoction de pulpe de casse et de tamarin, et une dose de quinite (1 gramme dans 80 grammes d'eau et 20 grammes de sirop commun). J'ordonnai de prendre toute la décoction, puis la solution de quinite (une cuillerée de deux heures en deux heures), de manière à avoir fini avant l'heure de la fièvre. Le dernier accès avait eu lieu le 5 septembre. Du 6 au matin du 7, la malade consomma les remèdes qui avait été prescrits, et l'accès ne se renouvela plus. J'ai cru bien faire en ne redoublant pas la dose de la quinite, afin de ieux constater la portée de son action.

« Le 10 septembre, la Franconi reprenait son travail, et jusqu'à présent je n'ai point appris qu'elle fût retombée malade.

« Le même jour, je vis Louis Nossotti, âgé de quinze ans, affecté de fièvre quotidienne simple ; il avait eu déjà trois accès se reproduisant régulièrement avec courte période de frisson et une forte céphalalgie dans la seconde période. Une dose du même remède suffit pour lui couper la fièvre.

« Le 7 septembre, je visitai Ange Saluzzo, que je trouvai au lit, en proie à un violent accès de fièvre ; il en était au quatrième accès d'une fièvre quotidienne et avait supporté précédemment deux accès de fièvre tierce.

« Pendant l'accès, il éprouvait une céphalalgie intense, une soif ardente, et était très-agité. Je lui prescrivis une décoction de tamarin et un gramme de quinite à prendre en trois fois : la première à la fin de la fièvre, la deuxième pendant la nuit, et la dernière, le lendemain matin, à l'heure du paroxisme. — La fièvre ne reparut plus.

« Une seule dose du même remède a suffi pour guérir Joachim Pisano, âgé de six ans, atteint depuis huit jours de fièvre quotidienne ; de même, Louise Martellino, âgée de seize ans, affectée de la même maladie depuis quatre jours.

« Le même remède, administré le 12 septembre à l'ouvrier Antoine Ferrero (trente-cinq ans), le même jour où il venait d'éprouver son sixième accès de fièvre quotidienne, fut impuissant pour couper le cours de la pyrexie. Le 13, l'accès se renouvela, et ce fut le dernier, grâce à une nouvelle dose.

« J'ai donné inutilement une dose de 2 grammes de quinite à une jeune fille souffrant depuis plus d'une année de fièvres périodiques très-tenaces, *et rebelles aux plus fortes doses des préparations du quinquina*, qui n'ont jamais pu les couper que pour un temps. Je continue cette observation pour voir ce que l'on obtiendra en persistant dans l'emploi de la quinite.

« Je me borne à ces quelques lignes, me proposant de poursuivre mes prudentes expériences sur le même objet, afin de voir quelle place doit occuper le nouveau spécifique en comparaison avec le persulfate de quinine ; pour le moment, je ne puis qu'affirmer avec le docteur Musizzano que c'est un sujet digne de toute l'attention des praticiens, car une fois que la véritable efficacité de la quinite sera bien confirmée, ils auront à leur disposition un remède dont le prix est beaucoup inférieur à celui des sels de quinquina et dont la saveur est moins désagréable. » D. L. B.

On va voir que, tandis que mon attention se portait en Italie et à Smyrne, où j'avais envoyé gratuitement une notable quantité de quinite, M. le docteur Renucci, de Constantine, n'en continuait pas moins ses expérimentations. Le 8 novembre 1859, je recevais de ce praticien distingué la lettre suivante :

« Monsieur et très-honoré confrère, depuis le mois de juin jusqu'à ce jour, nous avons administré à cent vingt malades atteints de fièvre intermittente votre fébrifuge, à la dose de 3,00 pris en trois jours. Résultat : dix-neuf de ces malades n'ont pu le supporter ; j'ai été obligé de me servir du sulfate de quinine. Cinquante avaient, depuis plusieurs années, la fièvre intermittente, et votre fébrifuge les a guéris : *cependant, avant, ils avaient fait usage toujours de sulfate de quinine sans succès.* Vingt, après huit à dix jours, ont été de nouveau atteints de fièvre intermittente; nous avons été obligés de leur donner encore 3,00 de quinite, et ils ont guéri. Et quatre-vingts malades avec 3,00 de votre sel sont guéris parfaitement. »

M. le docteur Renucci, rendant compte de ses observations à M. le préfet de Constantine, s'exprime ainsi dans son rapport du 31 decembre 1859 :

« Nous voilà à la fin de l'année 1859. Du commencement à la fin nous avons continué nos expériences sur l'emploi de la quinite. Cette importante découverte appartient à M. le docteur Halmagrand, d'Orléans. Les résultats de ces expérimentations sont les suivants : sur cent trente individus atteints de fièvre intermittente, nous n'avons eu que dix-sept individus douteux; les autres ont guéri. Ces dix-sept individus n'ont eu aucun accident, mais ils ont demandé des pilules de quinine, et nous croyons qu'ils ont donné ces pilules à leurs amis qui n'avaient pas droit aux remèdes gratis. De ce nombre de cent trente, six avaient la fièvre intermittente depuis longtemps, *malgré qu'ils avaient fait usage, depuis plusieurs mois, des pilules de quinine sans aucun succès de guérison.* Nous avons donné à chacun de ces individus 6,00 de quinite, à prendre en trois jours après l'accès, et tous les six sont guéris parfaitement.

« Ce fébrifuge est précieux, parce qu'il peut être donné à haute dose sans produire ni surdité, ni diarrhée, ni dyssenterie, ni aucun embarras gastrique, et cette propriété est d'une grande importance, tandis que les pilules de sulfate de quinine, données à haute dose, produisent tous ces accidents.

« Ainsi, nous croyons que la quinite, pour les fièvres régulières intermittentes, peut être administrée aux malades comme le sulfate de quinine; ce dernier sel doit être préféré au premier dans les fièvres pernicieuses. Quant aux autres fievres, ces deux fébrifuges peuvent être employés tous les deux; *mais les récidives se produisent après l'administration du sulfate de quinine.* »

Mes relations s'étendant peu à peu en Orient, le 7 janvier 1860 je reçus la lettre suivante de M. le docteur Ceccarini, médecin sanitaire à Salonique, capitale de la Macédoine :

« Je vous remercie cent fois, très-honorable collègue, de l'empressement que vous avez mis à m'expédier le flacon de quinite qui m'est parvenu parfaitement par le moyen de

M. Bernard, de Marseille, et franc de port. Je n'ai eu l'occasion d'employer votre fébrifuge que sur la jeune comtesse Conti, enceinte, dans le neuvième mois environ, pour un accès de fièvre qu'elle a eu. Le fébrifuge a produit un excellent résultat. Je ne manquerai pas certainement de continuer à l'employer, et j'espère qu'au premier jour j'aurai le plaisir de vous en donner commission, car jusqu'ici je n'ai été, excellent collègue, qu'un correspondant embarrassant pour vous. »

Le 25 mars 1860, l'excellent docteur Camescasse, médecin sanitaire à Smyrne, m'écrivait :

« Voici le résultat de l'année 1859, quant aux expérimentations que j'ai faites avec la quinite. Notez d'abord qu'il y a eu peu de fièvres cette année. L'hiver pluvieux que nous venons de passer nous en promet une brillante récolte pour la fin de celle-ci ; c'est d'usage.

« 63 cas de fièvres intermittentes réparties ainsi :

5 quartes ;
11 quotidiennes ;
7 irrégulières (atypiques) ;
35 tierces ;
5 tierces doublées.
———
63, total égal.

« Je ne parle pas de quelques cas de fièvres graves, plus ou moins intermittentes, devenues continues quelquefois, et ressemblant beaucoup au *causus* ou *kausos* de nos auteurs, depuis Hippocrate jusqu'à quelques-uns de ses pauvres descendants, jeunes médecins grecs, frottés d'un peu de médecine à Montpellier, à Pise ou à Padoue, et qui y voient des maladies identiques à la fièvre jaune des Antilles, opinion que j'ai vertement réfutée dans un mémoire à la société de médecine impériale de Constantinople, et qui m'en a valu le titre de membre correspondant. Et le tout parce qu'il y a suffusion ictérique et même quelques vomissements noirs, fort différents de ceux qui d'ailleurs ne caractérisent pas nécessairement le *vomito negro* et appartiennent aussi à certaines pyrexies graves des pays chauds.

« Je reviens.

« Quelques accès de ces fièvres (des soixante-trois cas) bénignes, simples, et avec quelques symptômes de gastricité, facilement élagués par un vomitif ou un éméto-cathartique préalable, ont cessé spontanément, ou par l'effet de ces évacuants ; cela se voit partout. J'ai évalué le nombre à cinq ou six au plus.

« Les autres, d'une manière générale, plus graves, plus intenses, veux-je dire, et surtout plus tenaces, ont cédé à l'usage de la quinite, sinon avec plus de facilité qu'avec le sulfate de quinine, au moins sans plus de résistance. Ne pouvant vous donner, pour cette fois, un relevé précis, statistique, je puis cependant vous assurer que la proportion des guérisons par la quinite est *pour le moins égale à celle des guérisons par le sulfate de quinine.*

« Les voies digestives ont bien accueilli votre fébrifuge : pas de diarrhées, de tintements d'oreilles, de surdité, de gastralgies momentanées ou durables ; mais il faut, dans presque tous les cas, *double dose,* comparativement au sulfate de quinine, et persister assez longtemps à doses décroissantes, quand la périodicité des accès est rompue.

« Le médecin de l'hôpital civil de Saint-Roch, auquel j'avais confié un petit flacon de votre fébrifuge, et qui avait, dans les ateliers du chemin de fer en construction, entre Smyrne et Aiden, des cas très-nombreux de fièvres à quinquina, ne m'a pas rendu un compte satisfaisant de son emploi. Je dois à l'indiscrétion de son complice (encore un pharmacien) un détail que je vous confie dans le tuyau de l'oreille : il paraîtrait qu'il n'aurait pas, comme il me l'a dit, égaré le flacon, mais qu'il l'aurait, au contraire, employé pêle-mêle avec ceux de son sulfate de quinine, et sans s'en apercevoir, ce qui fait *qu'il aurait guéri quelques-uns de ses malades avec la quinite*, en attribuant à son sulfate de quinine l'honneur de la cure.

« En somme, monsieur et très-honoré confrère, vous saurez dégager du décousu et de l'obscurité, pour tout autre, de cette communication, ce fait : qu'entre mes mains, la quinite a réalisé les espérances que vous et moi en avions conçues, et confirmé les résultats que nous avions, avec d'autres confrères, obtenus chacun de notre côté. »

Dans les premiers jours de novembre 1860, M. le docteur Ceccarini, médecin sanitaire, écrivit encore de Salonique :

« Très-respectable collègue, votre aimable lettre m'a fait le plus grand plaisir. J'ai expérimenté en cette ville la quinite, comme fébrifuge, sur plusieurs individus différents de condition, de sexe et d'âge, et je dois ajouter, pour rendre hommage à la vérité, *que les résultats ont été satisfaisants*. L'expérimentation que j'ai pu faire jusqu'à présent a été limitée à une petite échelle, parce que le fébrifuge qui m'a été donné, en votre nom et gratuitement, par l'ami Gauthier était en petite quantité, et je dirai de plus que j'en ai donné 40,00 à un ou deux collègues qui exercent ici la médecine, afin d'en expérimenter l'activité.

« Sur neuf individus auxquels j'ai administré la quinite, cinq ont été parfaitement rétablis; à deux la fièvre est revenue, et deux sont actuellement en traitement.

« Le consul anglais de cette ville, qui était tourmenté depuis plusieurs mois par des fièvres intermittentes *qui avaient résisté à l'usage du sulfate de quinine*, est revenu à la santé au moyen de votre fébrifuge.

« A l'hôpital dont je suis le médecin, je l'ai administré à deux individus, et tous les deux ont cessé d'avoir la fièvre.

« Je vous serai vraiment obligé si vous me faites passer encore de votre fébrifuge pour continuer l'expérimentation.

« J'administre 2,00 de quinite dissous dans l'eau, après l'accès, et pendant deux jours consécutifs je fais prendre au malade une égale dose à peu près à l'heure à laquelle la fièvre devrait revenir. Je fais renouveler la même dose trois, sept, dix jours après que la fièvre est passée.

« Aujourd'hui j'ai en traitement une dame française, malade de la fièvre et qui ne peut supporter la quinine. La fièvre n'a point reparu aujourd'hui, car elle a pris hier de la quinite, et elle continuera à en prendre, ainsi que je l'ai dit plus haut. »

Enfin, et pour prouver avec quelle persévérance je voulais continuer mes recherches sur la valeur de ce fébrifuge, le 8 décembre 1860, je recevais par M. Gauthier, ingénieur civil à Turin, la lettre suivante :

« J'espère bientôt pouvoir vous donner des nouvelles exactes sur votre fébrifuge. A mon départ pour l'Orient, j'avais fortement recommandé votre préparation au docteur des propriétés de M. le comte de Cavour. J'avais envie en ceci de mettre au courant ce ministre de votre médicament, afin que plus tard, si le succès répondait à votre juste attente, on pût lui faire des propositions pour les établissements publics. Les travaux que chaque année je dois diriger sur les terres de cet homme d'État m'ayant conduit à lui il y a une quinzaine de jours, j'eus la satisfaction d'apprendre, par le docteur même, que *votre fébrifuge réussissait parfaitement.* »

Le 16 juin 1861, je recevais du docteur Ceccarini, de Salonique, la lettre suivante :

« A la hâte, je réponds à votre chère lettre du 4 courant, d'abord pour vous assurer que je vous ai déjà accusé réception du flacon de sel fébrifuge que vous m'avez expédié. Je l'ai déjà en partie employé, et je le terminerai à l'apparition des nouvelles fièvres qui sévissent ordinairement ici en été, mais qui sont rares en hiver.

« Pour rendre témoignage à la vérité, je vous dirai que la quinite m'a donné d'excellents résultats, et un praticien juif, à qui j'en avais donné plusieurs doses pour en faire l'expérience sur des pauvres, m'a affirmé que sur dix individus qu'il a traités avec ce remède, *huit ont été parfaitement rétablis;* il me faisait remarquer de plus que les malades qu'il a traités étaient pour la plupart affectés de fièvres récidives.

« J'ai eu l'occasion de bien expérimenter sur deux jeunes Grecques souffrant toutes les deux de fièvres intermittentes, et toutes les deux ont été guéries sans que la fièvre ait reparu jusqu'à présent : il y a environ trois mois de cela. »

On comprend qu'il m'a été impossible de relever tous les cas de fièvres d'accès pour lesquels la quinite a été administrée. Beaucoup de cas ont échappé, parce que, lorsque les malades sont guéris, ils viennent rarement en instruire le médecin. D'autres ont été traités avec succès par des personnes auxquelles j'adressais du fébrifuge sans qu'elles m'aient jamais indiqué d'une manière précise les résultats obtenus, comme le prouve la lettre suivante, qui m'a été adressée par M. le professeur Soubeiran, de si regrettable mémoire :

« Paris, le 20 janvier 1854.

« Monsieur,

« Mon ami, à qui j'ai remis votre boîte de pilules, m'écrit

pour en avoir de nouvelles. Il me dit qu'il a réussi, mais qu'il a fallu en administrer huit au moins.

« Vous est-il possible d'en envoyer une nouvelle quantité? Voici l'adresse : M. de Clerq, à Forges, commune de Vauxaines, par Ribérac (Dordogne).

« Recevez, monsieur, l'assurance de ma parfaite considération.

« SOUBEIRAN. »

Là ne se bornèrent pas mes efforts. Placé dans une ville du centre de la France, où les relations médicales d'outre-mer sont difficiles, je fis tout pour exciter la bonne volonté de confrères, fort éloignés, il est vrai, mais placés dans les conditions les plus favorables pour constater les propriétés fébrifuges de la quinite.

Le 13 août 1861, M. le docteur Camescasse m'écrivait :

« Je vais m'occuper de vous rédiger très-sommairement, comme je crois que cela suffit, quatre-vingt-quatre faits, dont le plus grand nombre sont des plus significatifs *en faveur de la quinite.*

« Mon confrère et ami, l'ex-médecin hollandais, M. le docteur Von Eichstoff, qui, aujourd'hui fixé à Smyrne, y est à la fois le médecin du chemin de fer et de l'hôpital qui en reçoit les malades, m'a promis les quelques faits qu'il a pu recueillir et qui sont nécessairement *bornés*, comme il le dit dans son langage anglo-franco-allemand, saupoudré de hollandais, *au petit flacon* que j'ai pu mettre à sa disposition..... Aussi, les éclaboussures du chemin de fer, c'est-à-dire les travaux qui l'ont pour objet, me reviennent en assez grandes proportions pour que j'aie pu attaquer avec la quinite des fièvres *bien corsées et souvent accompagnées d'accidents pernicieux variés.* »

M. le docteur Renucci m'écrivait, le 7 janvier 1862 :

« Vous savez que, vers la fin de l'année, il reste toujours des malades atteints de fièvres intermittentes, *malgré qu'ils aient fait usage de doses énormes de sulfate de quinine.*

« Depuis le mois de novembre, j'ai prescrit à ces malades la quinite, à la dose de 10,00, à prendre pendant dix jours, un gramme par jour, et de cette manière j'ai guéri plusieurs de ces malheureux *qui sont au nombre de dix*, et pendant l'hiver, je compte, s'il m'arrive de ces malades, faire usage de votre précieux fébrifuge, qui doit triompher malgré les jaloux.

« Vous devez être persuadé que je ferai tous mes efforts dans l'intérêt de l'humanité, pour contribuer au triomphe de votre excellente découverte.

« Le 31 décembre dernier, j'ai été élevé à la première classe des médecins de colonisation, toujours à Constantine. »

Je reçus de Salonique la lettre suivante de M. le docteur Ceccarini, datée du 20 novembre 1862, dans laquelle il me dit :

« *Je vous assure que je désirerais que tout le monde connût votre fébrifuge et s'en servît. Je suis certain qu'on en serait satisfait comme je l'ai été moi-même et comme l'ont été plusieurs de mes clients auxquels j'ai coupé les fièvres par votre quinite..... Les fièvres intermittentes obstinées et réfractaires à la quinine ont été combattues par moi avec votre sel.* J'ai fait ma dernière expérience sur un employé ottoman, Emin Effendi, qui, *après avoir pris sans succès plusieurs doses de quinine, a été totalement guéri par trois doses de quinite.....* »

M. le docteur Camescasse, de Smyrne, après m'avoir

fait part de toutes ses tortures morales, résultant de la perte de son fils, âgé de vingt et quelques années, mort, chirurgien distingué déjà, dans l'expédition du Mexique, m'écrivait le 25 novembre 1862 :

« Le médecin dont je viens de vous parler, et qui, par sa qualité de médecin du chemin de fer de Smyrne à Aiden, se trouve en rapport avec les nombreux ouvriers employés aux travaux dans l'intérieur, et qui, de plus, reçoit et traite, dans un des hôpitaux civils de la ville, un certain nombre de ces malades, m'avait promis quatre ou six observations qu'il n'a pu me remettre encore ; elles sont, m'a-t-il assuré, toutes en faveur de l'efficacité de votre fébrifuge. Malheureusement, je n'avais pu lui remettre qu'une assez faible quantité de quinite, et cela a borné ses expérimentations. Je vous enverrai très-prochainement son travail.

« Quant à ce qui me concerne, le temps m'a manqué pour rédiger avec détails les observations ; mais elles n'ont pas été moins concluantes..... Toutes mes observations, à peu d'exceptions près, ont eu pour sujets des filles de dix à vingt ans, ouvrières employées dans une filature de soie voisine de l'hôpital français, ou celles chez lesquelles je ne me rendais pas venaient à la consultation gratuite que j'y donne chaque jour. C'est sans doute à cette circonstance, l'âge moyen des filles, *que je dois de vous pouvoir assurer que votre quinite, employée même aux mêmes doses que le sulfate de quinine, remplit le même but.* Il faut observer néanmoins, non seulement qu'on me paraît exagérer souvent la dose du sulfate de quinine employée, et que la pureté de ce médicament laisse souvent à désirer. Toujours est-il que 0,50, 1,00, 1,50 ont été la dose habituelle dont j'obtenais tout le résultat désirable. »

M. le docteur Camescasse, par une lettre de Smyrne

datée du 18 décembre 1862, me faisait part des réflexions suivantes :

« Comme je vous l'ai dit dans ma lettre ci-jointe, mon personnel malade se compose, pour la plus grande partie, de filles de dix à vingt ans, fileuses de soie, travail qui par lui-même ne me paraît avoir aucune influence sur la production, la fréquence ou la gravité des fièvres régnantes pendant les mois de juillet, août, septembre et octobre. Ces filles, d'une constitution sèche, en général peu musclées, manquant d'embonpoint, travaillant depuis cinq heures du matin jusqu'à sept heures et demie du soir, dans des ateliers aérés, sains, sans fatigue excessive, sont réglées de très-bonne heure, la plupart assez irrégulièrement, mais sans que ces irrégularités paraissent les préoccuper, se nourrissent mal, mangent peu ou point de viande, vivent principalement de pain de mauvaise qualité, de fruits et de légumes crus dont elles font abus, de mauvais fromage, d'olives, de poissons salés. Elles prennent toutes du café, mais le matin seulement et en petite quantité; mal vêtues les jours de travail, et ne prenant aucun soin de leur hygiène ; habitant toutes des maisons basses, humides, mal ou trop aérées, ne couchant jamais dans des lits, mais à terre, sur le sol ou le plancher; consacrant tout leur gain, sauf ce que prélèvent leurs familles, la plupart indigentes, à leur toilette très-recherchée, hors les jours de travail; ne se prostituant pas, mais exposées aux conséquences de l'immoralité la plus hideuse, et se livrant facilement (ayant d'être menstruées), pour devenir relativement chastes ensuite, l'opinion étant parmi elles qu'elles peuvent impunément, c'est-à-dire sans craindre de grossesses, accomplir l'acte générateur, chose assez souvent démentie par l'événement ; en général, arrivant rarement *vierges* au lit conjugal, par suite de l'usage de se livrer à leurs futurs maris aussitôt qu'elles sont *fiancées*, ce qui a lieu de très-bonne heure; au reste, se faisant avorter sans scrupule et sans difficulté, le crime d'avortement n'étant le plus souvent ni connu hors de la famille, ni réprimé par aucune pénalité ; bon nombre, par insuffisance d'alimentation, privation de toute aisance, sevrées de bonne heure par suite des grossesses récidivées de leurs mères, ou nourries pendant la grossesse même, etc.; bon nombre offrent dans leur jeune âge des symptômes de scrofules que fait disparaître l'âge de la puberté ; offrant pour la plupart une disposition que je n'ai rencontrée nulle part ailleurs, un développement très-précoce de la poitrine (seins). Il n'est pas rare de voir des filles de neuf à dix ans présenter un développement mammaire complet.

La partie inférieure du corps ne suivait pas la même marche : les contours du bassin, le système pileux, les membres inférieurs paraissent appartenir à un individu distinct. En général, peu de longévité dans cette partie de la population de la ville, décrépitude prématurée, surtout chez les femmes mères ; familles nombreuses, bien que réduites par une mortalité considérable dans les deux premières années.

« Les dix cas de fièvres signalées comme continues *à rémission* sont celles qui atteignent les malades, sans qu'elles réclament les secours de la médecine, sont quelque peu amendées par le repos, la diète, quelques boissons tempérantes et en général une purgation à l'huile de ricin. A un ou deux quelquefois, plusieurs accès peu intenses (qui souvent ne m'ont paru être que des exacerbations d'un état fébrile, d'abord continu), succède une espèce de rémission, mais incomplète et suffisante toutefois pour légitimer l'emploi de la quinite. Trois ou quatre doses de 0,50 suffisaient pour amener la cessation de tous symptômes.

« Dans les autres cas, fièvres quotidiennes, tierces, double-tierces (en petit nombre), un émétique ou un éméto-cathartique a été administré dans le tiers de ces cas, préalablement à l'administration de la quinite. Cinq ou six fois, la perturbation occasionnée par ce moyen a prévenu le retour de l'accès, rarement d'une manière définitive, mais au moins pendant quelques jours.

« La dose employée était d'abord de 0,50, dose appropriée à l'âge et au sexe des malades ; elle a dû presque toujours être répétée, deux, trois ou quatre fois ; rarement je l'ai prolongée. Les récidives, fréquentes aux jours septenaires (7, 14, 21, etc.), n'ont pas été plus remarquées que lorsque l'on employait le sulfate de quinine lui-même.

« Que les malades en fussent à la première, deuxième ou troisième invasion, la fièvre (la reproduction des accès) ne m'a paru ni plus ni moins fréquente.

« Enfin, chez cinq sujets, un état cachectique évident a été amélioré par des doses de 0,20 par jour, continuées pendant plusieurs mois et prises dans du vin sucré et du café. Je crois la quinite emménagogue.

« De même que pour le sulfate de quinine, le café noir diminue sensiblement l'amertume de la quinite, et contribue à la faire prendre sans trop de répugnance aux jeunes malades.

« Les individus signalés comme *disparus* ont reçu une ou plusieurs doses (en général une seule) et ne se sont pas représentés, ce qui leur était recommandé en cas de guérison.

« Tous ceux qui ont été traités l'ont été exclusivement par la quinite, et en résumé de mes observations de cette année et des précédentes, je puis et je dois conclure :

« Que dans les cas de fièvres intermittentes simples que j'ai traitées, *la quinite a été d'une efficacité égale (à même dose) à celle du sulfate de quinine ;*

« Que pour la dose, il faut tenir compte de l'âge, du sexe des sujets.

« Chez les adultes, la dose doit être plus élevée que celle du sulfate de quinine ;

« Que les malades traités par la quinite n'ont pas présenté de phénomènes qui puissent être attribués au nouveau fébrifuge (vomissements, coliques, diarrhées, bourdonnements d'oreilles, etc.);

« Que je n'ai pas eu lieu d'administrer la quinite dans des cas de fièvres rebelles et opiniâtres, *mais que les faits observés par M. le docteur Von Eichstorff portent sur des cas de ce genre et ne laissent aucun doute sur son efficacité, même dans quelques-uns de ceux où le sulfate de quinine avait échoué.* »

Le 30 septembre 1863, M. le docteur Renucci, médecin de colonisation de première classe, m'adressait le rapport médical et statistique suivant :

« Nous avons profité d'un grand nombre de malades que nous avons eu, cette année, atteints de fièvres typhoïdes, de fièvres pernicieuses et surtout de fièvres intermittentes. C'est surtout contre ces dernières que nous avons fait des expériences, pour les couper, avec la quinite de M. le docteur Halmagrand, d'Orléans, qui nous en a fait parvenir gratuitement deux flacons pleins.

« Depuis le mois d'avril 1863 jusqu'à la fin de ce mois, un grand nombre de malades atteints de fièvres intermittentes ont fait usage de ce fébrifuge, en en donnant à chacun 4 à 5,00 pour en prendre 1,00 par jour ; mais plusieurs de ces malades ne sont plus venus me voir, habitant très-loin de la ville ; par conséquent nous n'avons pu constater que quarante-cinq guérisons.

« Nous espérons que ce fébrifuge viendra en aide au sulfate de quinine qui est si cher, sera approuvé par les académies, et les indigents pourront s'en procurer à bon marché.

« La quinite prise à haute dose ne produit aucun accident, tandis que le sulfate de quinine pris à haute dose produit la surdité, la dyssenterie, etc., et souvent la mort.

« L'état sanitaire commence à devenir meilleur, car le

nombre des malades diminue tous les jours, et nous espérons qu'en peu de temps l'état sanitaire sera très-satisfaisant.

« A Constantine (Algérie) le 30 septembre 1863.

« *Le médecin de la circonscription médicale,*

« Renucci, *médecin de colonisation de première classe.* »

M. le docteur Von Eichstorff m'écrivit la lettre suivante, datée de Smyrne, le 10 novembre 1863 :

« Monsieur et très-honoré confrère,

« Je m'empresse de répondre à votre lettre du 23 octobre, qui m'est parvenue avant-hier. M. le docteur Camescasse m'avait effectivement remis un petit flacon de quinite, et j'avais commencé mes épreuves à l'hôpital dont je suis le médecin, épreuves qui m'avaient convaincu que la *quinite est un médicament dont les propriétés anti-périodiques sont très-marquées*. J'avais même noté six observations que j'avais promises à M. Camescasse, pour vous les envoyer, lorsque la mort de son fils unique, au Mexique, a mis fin à ces plans. Je suis presque sûr de les retrouver, nonobstant que j'ai cherché aujourd'hui parmi mes papiers, et je le désirerais d'autant plus qu'il y a un cas *où 2 à 3,00 de sulfate de quinine restèrent sans effet et où la quinite mit fin aux accès.*

« Ensuite, je me rappelle qu'il y avait aussi une hémicrânie intermittente, sous l'influence du miasme paludéen (l'individu avait eu plusieurs fois la fièvre auparavant), *qui a été radicalement guérie par la quinite.* »

Malgré les nécessités d'une correspondance qui commencait à devenir considérable, je n'en continuais pas moins mes recherches, quand les occasions se présentaient. C'est vers cette époque, de décembre 1863 en mars 1864, que j'allai regulièrement, une fois par semaine, en Sologne, y soigner les fébricitants, auxquels je donnais, gratuitement toujours, de la quinite (1).

Je reçus de M. Von Eichstorff, datée de Smyrne du 25 avril 1864, la lettre suivante :

« ... Depuis ma dernière lettre, j'ai administré huit fois votre quinite, et avec les résultats suivants : chez quatre ouvriers du chemin de fer affectés de fièvres rémittentes, la fièvre fut coupée à la première dose de 2,00 continuée pendant trois jours. Ils furent renvoyés, et je ne les ai plus revus, ce qui me fait présumer qu'il n'ont pas eu de rechute, car ils me seraient nécessairement revenus en cas contraire.

« Il me vint ensuite un malade de la ville ayant une fièvre tierce des plus marquées. Ceci ne nous arrive pas très-souvent, et l'occasion me parut belle pour expérimenter. Je lui donnai immédiatement 2,00 de quinite ; l'accès suivant fut tout aussi fort. J'augmentai la dose jusqu'à 4,00 en vingt-quatre heures, et la fièvre revint. Résolu de persister, je lui donnai 8,00 en quatre doses. Au lieu d'un accès simple survint un accès presque pernicieux, qui m'obligea à lui donner 1,00 de sulfate de quinine qui mit fin à la fièvre.

« Le sixième cas est à peu pareil, quoique la dose ne fût pas aussi forte. Ce qui me paraît insolite dans ces deux cas, c'est la circonstance qu'étant des fièvres tierces, comme étant les plus faciles à combattre, la quinite ait échoué, tandis que les fièvres rémittentes, qui sont notoirement les plus difficiles à couper, *ont toutes été guéries*.

« Le septième cas est encore une fièvre tierce. Le premier jour, il prit 2,00 de quinite ; mais le lendemain l'accès revint plus tôt ; le stade de froid dura quatre à cinq heures et fut

(1) Je dois même des remercîments à M. Solacroup, directeur de la compagnie du chemin de fer, pour m'avoir donné un laisser-passer pour aller en Sologne une fois par semaine.

suivi d'une sueur tellement abondante que, craignant une attaque pernicieuse qui commence à se montrer en ville, je donnai de suite le sulfate de quinine.

« Le huitième est un cas de fièvre quotidienne où le sulfate de quinine resta sans effet, et où je donnai la quinite qui réussit. Le malade fut atteint d'érysipèle à la jambe ; il était sous l'influence d'un état bilieux qui céda aux vomitifs.

« Pour nous résumer, nous avons :

« 4 rémittentes. . . . . guéries
« 2 tierces. . . . . sans effet.
« 1 tierce. . . . . guérie.
« 1 quotidienne. . . . . guérie.

« Des deux tierces nous devons en défalquer une, vu que la quinite ne fut donnée qu'une fois et changée pour le sulfate de quinine, en vue d'un retour pernicieux. »

Mes relations s'étendant peu à peu, je fus mis en rapport avec un médecin des îles Seychelles, M. le docteur Monestier, médecin de la marine à Mayotte, une des Comores, dans le canal Mozambique; il m'écrivait le 23 septembre 1864 :

« Cher et honoré confrère,

« J'ai l'honneur de vous envoyer une petite note sur les *cas rares* de fièvres intermittentes légitimes que j'ai traitées soit à Mayotte, soit à Nossi-Bé, à l'aide de la quinite.

« J'ai dit *cas rares;* en voici la raison : à Mayotte, je ne pouvais traiter que les militaires alités à la chambre et dont l'état n'exigeait pas l'entrée à l'hôpital.

« A Nossi-Bé, chef de service, j'avais toute latitude, sauf celle que me refusait l'intoxication déjà avancée de la plupart des sujets ; aussi n'ai-je traité qu'un cas bien défini de fièvre sur un noir. Observation d'Abdallah.

« J'ai bien donné quelques doses de quinite à d'autres noirs, mais pour des cas douteux et très-bénins. Enfin j'ai administré votre fébrifuge à deux ou trois enfants, dans du café, pour des accès légers, mais francs, accès qui n'étaient pas les premiers. Ces enfants malgaches ont paru bénéficier de votre sel, *ni plus ni moins que si je leur eusse administré le sulfate de quinine.*

« Je crois vous l'avoir déjà dit : ici, ceux qui résident ont presque tous des récidives plus ou moins fréquentes de fièvres intermittentes, quelle que soit la médication. Il faut dire pourtant que si la première invasion est bien traitée, si les sujets suivent une bonne hygiène, la fièvre peut céder radicalement comme ailleurs.

« Or, dans les premières invasions, chez ceux qui doivent séjourner à Madagascar, serait-il sage de faire des expériences ? Dans les récidives sans complications graves, on peut expérimenter ; mais alors on n'obtient pas de résultats aussi probants.

« Quoi qu'il en soit, comme je le dis à la suite de mes observations, certains noirs peuvent avantageusement prendre votre quinite.

« J'en possède encore deux flacons et demi ; j'en userai à l'occasion et vous en reparlerai.

«... Soyez certain que je m'efforcerai d'obtenir, sur les effets fébrifuges de votre quinite, en ce pays, toutes les données qu'exige l'exercice de notre art pour user d'un remède sans engoûment ni prévention ; heureux si le résultat concorde avec vos vues. Croyez, etc. »

Le 13 janvier 1865, M. le docteur Von Eichstorff m'écrivait encore :

« Mon cher confrère,

« Je vous envoie les quelques observations de fièvre intermittente que j'ai traitée avec la quinite. Le nommé Orlando Maresco est revenu depuis plusieurs fois à l'hôpital avec la fièvre que nous lui avons chaque fois coupée par votre fébrifuge. Il y a pourtant trois mois que je ne l'ai plus revu. Les autres ont été *parfaitement guéris*, ce dont je suis sûr, vu qu'ils appartiennent au chemin de fer dont je suis médecin, et que j'ai pu suivre leur guérison. Quant aux récidives des fièvres intermittentes, nous en avons innombrablement, *même en les traitant par le sulfate de quinine*, les fièvres étant dans ce pays très-rebelles, et aussi les malades ne venant nous consulter de l'intérieur de l'Anatolie que lorsque la fièvre est invétérée. J'ai eu même quelques personnes du chemin de fer, dont deux ou trois ingénieurs, que j'ai dû faire rapatrier en Angleterre, et qui m'ont fait savoir de là que même après une année, et nonobstant les traitements les plus appropriés, ils souffraient encore de la fièvre. Excepté ces huit observations, j'en ai soigné encore beaucoup d'autres et guéri avec la quinite ; mais n'ayant pas pu les suivre après leur sortie de l'hôpital, je ne les ai pas notés comme guéris. C'est aux médecins militaires qu'il appartient de décider sur la valeur de votre fébrifuge, puisqu'ils sont à même de suivre leurs malades après leur sortie de l'hôpital. »

Les observations que je possède, de 1853 à 1868, sont au nombre de 586 cas, sur lesquels je ne puis présenter que 334 observations détaillées ; les 252 autres sont seulement indiquées dans la correspondance.

Les 334 observations se composent : de 93 quotidiennes, de 131 tierces, de 15 quartes, de 4 non réglées, de 8 névralgies intermittentes, de 1 rhumastisme musculaire, de 2 fièvres erratiques, de 7 doubles tierces, de 1 hémoptysie intermittente, de 1 gastralgie périodique, de 10 fièvres continues à rémission, de 6 rémittentes, et enfin de 55 dont les types n'ont pas été indiqués (1).

Sur ces 586 cas soumis à l'action de la quinite, on n'a eu à constater que 92 insuccès, ce qui donne pour succès 84,3 0/0 ; le sulfate de quinine ne donne pas plus de 88 0/0.

Les doses qui ont été administrées ont varié. Le chiffre maximum a été de 7,00, et le minimum de 0,60 ; la moyenne est donc de 3,80, lorsque tous les fébrifuges employés jusqu'à ce jour ont été administrés à une moyenne de 15,20.

Je désirais rendre publiques les recherches auxquelles je me livre depuis quinze années, pour obtenir un composé se rapprochant, le plus possible, du sulfate de quinine.

Favorisé par la proximité de la Sologne, j'ai expérimenté la plupart des fébrifuges connus jusqu'à ce jour, et les résultats les plus certains ont été obtenus par l'administration méthodique de la quinite.

Après avoir consulté la statistique des succès de quelques autres fébrifuges, on voit la benoîte donnant 27 succès sur 40 malades ; le frêne, 8 sur 12 ; l'écorce de saule, 11 sur 30 ; l'apiol, 40, et, suivant d'autres, 60 sur 100 ; la salicine, d'après mes expériences personnelles et celles de M. le docteur Monvenoux, 26 sur 100. Je puis, par des relevés faits avec la plus stricte sévérité, avancer que la quinite réussit au moins 84,3 sur 100.

La solubilité de la quinite est complète dans l'eau et le sirop. Son administration est des plus faciles, soit à l'état

(1) M. le docteur Burdel, de Vierzon, ne m'ayant envoyé que le chiffre de ses expérimentations, je ne puis indiquer le nombre des types auxquels il a eu affaire.

pulvérulent, soit sous forme pilulaire, soit en potion ou en sirop pour les enfants. Il ne faut pas mettre ce fébrifuge en contact avec un acide.

Quelle que soit la dose de quinite employée sur des malades présentant les caractères d'une phlegmasie gastro-intestinale, sur les enfants les plus jeunes et les femmes les plus nerveuses, jamais l'usage de ce médicament n'a déterminé aucun accident.

Appuyé par l'expérience de MM. les docteurs Marroïn, Monvenoux; Renucci, de Constantine; Camescasse, de Smyrne; Musizzano, de Turin; Ceccarini, de Salonique; et Von Eichstorff, de Smyrne, je puis affirmer que les récidives sont moins fréquentes, après l'administration de la quinite, qu'après l'usage du sulfate de quinine, comme le prouvent les observations 144, 192, 193 et 194, et que le volume de la rate hypertrophiée subit, sous son influence, une diminution appréciable, comme le prouve la 192e observation.

Tels sont les résultats que je viens soumettre au public. J'aurais voulu arriver, muni d'une masse de faits plus imposants; mais si l'on veut bien considérer que j'ai été livré à mes simples ressources de praticien de province, là où les relations sont si difficiles, on reconnaîtra que je n'ai reculé, pendant quinze années, devant aucun obstacle, aucun déplacement, aucun sacrifice, pour saisir toutes les occasions de m'éclairer sur la valeur thérapeutique de ce fébrifuge.

OBSERVATIONS

De M. le Docteur HALMAGRAND,

SUR

L'ADMINISTRATION DE LA QUINITE [1].

1re OBSERVATION.

16 septembre 1853.

Louis Driot, âgé de dix-sept ans, né à Provins, charretier de l'Hermitage de Chilly, à Marcilly-en-Villette (Sologne). En 1853, ce jeune homme avait eu une affection gastro-intestinale pour laquelle on lui avait fait appliquer trente sangsues à l'épigastre, des sinapismes aux pieds, et ordonné l'usage d'une boisson émolliente.

Les phénomènes phlegmasiques ont disparu, mais la santé était mauvaise lorsqu'une fièvre d'accès se développa vers la fin du mois d'août, époque à laquelle les accès étant régularisés, on eut affaire à une fièvre *tierce*. On administra dix paquets de sulfate de quinine de 0,20 chacun. Le malade en prit deux par jour, et même trois.

Les accès furent suspendus, puis, quelques jours après, reparurent avec les mêmes caractères et la même régularité. C'est le 16 septembre 1853 que le malade m'a consulté. Le facies de ce jeune homme porte l'empreinte d'une constitution minée par les fièvres; il offre un léger état œdémateux de toutes les parties du corps; le ventre est gonflé et douloureux; la rate est évidemment plus volumineuse que dans l'état naturel.

(1) Toutes les observations faites par M. Halmagrand sont légalisées par les maires des communes où il a expérimenté.

J'ai ordonné neuf pilules, dont le malade prit cinq la veille de l'accès, et quatre le jour où il devait revenir. Le 30 septembre Driot était complètement guéri, et, depuis cette époque, j'ai eu souvent occasion de le voir jouissant de la meilleure santé.

2e OBSERVATION.

23 septembre 1853.

Mme Morin, âgée de quarante-sept ans, d'une bonne constitution, demeurant à Marcilly, à la plaine des Gas (Sologne).

Cette femme, mère de deux enfants, a déjà eu des fièvres d'accès il y a onze ans. Depuis un mois, tous les jours à minuit, les accès se renouvellent, précédés d'un frisson qui dure une heure et demie. (Fièvre *quotidienne.*)

Six pilules. Trois prises avant minuit, et trois le lendemain, sur le midi.

Le 30 septembre, quand je revis cette femme, les accès n'avaient point reparu.

3e ET 4e OBSERVATIONS.

Mme Pajot, demeurant à Marcilly (Sologne), vint me consulter pour ses deux enfants.

Le premier, garçon de quatre ans, atteint depuis plusieurs jours d'une fièvre *quotidienne,* dont les accès sont précédés d'un frisson qui dure une heure entière : trois pilules à prendre trois heures avant l'accès, le matin.

Le 30, je visite le petit malade, et les accès n'avaient pas reparu.

Le deuxième, petite fille de trois ans, depuis dix jours éprouve un accès de fièvre *tierce* vers midi; le frisson dure une heure: trois pilules à prendre quatre heures avant l'accès. Le 30, les accès n'avaient pas disparu ; je donne à la petite malade quatre cuillerées à café de sirop fébrifuge (chaque cuillerée contient 0,20 de sel) à prendre de demi-heure en demi-heure, avant midi, le jour où l'accès doit paraître. Le 7 octobre, les accès avaient continué; je donne encore quatre pilules, et la fièvre a complètement disparu.

5e OBSERVATION.

23 septembre 1853.

Sirotot, journalier, demeurant aux Bruelles (Sologne), âgé de quarante-sept ans, doué d'une forte constitution, se plaint de douleurs de tête, d'un malaise, et surtout de sueurs nocturnes revenant tous les jours à la même heure. Pouvant considérer ces phénomènes comme étant dus à une fièvre *non réglée*, je prescris six pilules à prendre, trois avant minuit, et les trois autres le lendemain dans la journée.

Le 30 septembre, ce malade se trouvait dans le même état ; j'en fus peu surpris, attendu que les accès n'étaient ni bien dessinés ni réglés. Cet homme était en proie à un affaissement qui m'a été expliqué lorsqu'il m'a dit qu'il était dans une telle misère, que depuis six semaines il n'avait pu se procurer de viande pour manger ! Je lui fis obtenir des secours, et il se rétablit.

6e OBSERVATION.

Amanda Bordeaux, âgée de sept ans, de Marcilly (Sologne), d'une constitution chétive, mais sans affection organique, a, depuis trois mois, un accès de fièvre *quotidienne*.

Six pilules à prendre le matin, quatre la première fois et deux la seconde. Le 30 septembre, la fièvre avait persisté, et la langue étant un peu saburrale, je prescris 20,00 de sulfate de soude et six autres pilules à prendre, trois tous les matins.

Le 7 octobre, la petite Bordeaux était complètement guérie.

7e OBSERVATION.

23 septembre 1853.

Lecomte, âgé de quarante-cinq ans, surveillant du chantier où se font les poteaux pour le télégraphe électrique, d'une forte constitution, est, depuis un mois, atteint d'une fièvre *tierce* qui a diminué ses forces de moitié.

Je lui prescris six pilules à prendre pendant l'apyrexie. Le 30 septembre, il était guéri.

8e OBSERVATION.

23 septembre 1853.

Auguste Debray, âgé de vingt ans, domestique à Marcilly (Sologne), d'un tempérament sanguin et d'une belle constitution, a un accès de fièvre *légitime* tous les soirs à six heures.

Six pilules à prendre par deux, toutes les deux heures, avant l'heure de la fièvre.

Le 30 septembre, il était guéri.

9e ET 10e OBSERVATIONS.

23 septembre 1853.

Silvain Duchesne, âgé de sept ans, depuis douze jours est atteint d'une fièvre *quarte*.

Quatre pilules à prendre trois heures avant l'accès prochain. Le 30 septembre, les accès avaient continué. Je lui donne encore huit pilules, après lesquelles la fièvre n'est pas revenue.

N***, son frère, âgé de deux ans, a, depuis la même époque, une fièvre *quotidienne*, à accès parfaitement dessinés (le frisson durant au moins quarante-cinq minutes) : trois pilules dans l'apyrexie. Le 30 septembre, les accès ayant continué, on donne encore quatre pilules, et depuis les accès sont supprimés.

11e OBSERVATION.

23 septembre 1853.

Maubert, de Ménestreau (Sologne), âgée de onze ans, est atteinte depuis trois semaines d'une fièvre *quotidienne* revenant tous les jours, vers trois heures; cinq pilules dans l'apyrexie. Le 30 septembre, la petite malade était parfaitement guérie.

12e OBSERVATION.

30 septembre 1853.

Claude Valentin, âgé de huit ans, demeurant à Ménestreau (Sologne), est, depuis quinze jours, sous l'influence d'une fièvre *quotidienne;* cinq pilules dans l'apyrexie. Les accès ne sont plus revenus.

13e OBSERVATION.

30 septembre 1853.

Augustine Asselineau, employée à l'Hermitage de Marcilly (Sologne), âgée de seize ans, avait déjà eu les fièvres quatre années auparavant. Depuis trois semaines, elle est atteinte d'une fièvre *quotidienne*, et a déjà pris, sans succès, six paquets de sulfate de quinine de 0,10 chacun.

Huit pilules à prendre d'heure en heure, dans l'apyrexie.

Le 7 octobre, cette jeune fille était complètement guérie.

14e OBSERVATION.

30 septembre 1853.

Nicolas Pajon, âgé de seize ans, berger, né à Saint-Cyr, demeurant à Marcilly (Sologne), depuis huit jours est miné par une fièvre *quotidienne* dont le frisson, à chaque accès, dure deux heures : huit pilules dans l'apyrexie. Le 7 octobre, Pajon est complètement guéri, ne se plaignant que d'une sorte d'engourdissement dans les hypochondres.

15e OBSERVATION.

30 septembre 1853.

Charles Moreau, âgé de trente mois, fièvre *quotidienne* depuis trois semaines : quatre pilules fondues dans de l'eau sucrée. Le 7 octobre, cet enfant était guéri.

16e OBSERVATION.

Claude Lhomme, âgé de six ans, fièvre *quotidienne*, six pilules. Le 7 octobre 1853, il était guéri.

17e OBSERVATION.

Jean Boulley, de Ménestreau (Sologne), âgé de neuf mois, depuis huit jours éprouve un accès de fièvre *quotidienne;* trois cuillerées à café de sirop à la quinite. Le 17 octobre, l'enfant était guéri.

18e OBSERVATION.

Firmin Croquet, garde de M. de Bazonnière, âgé de quarante-quatre ans, demeurant à Houteret, commune de Nouan-le-Fuzelier (Loir-et-Cher). Cet homme s'est présenté à moi le 21 août, étant malade depuis quinze jours d'une fièvre *quotidienne;* il lui a été prescrit trois fois de la quinine par M. le docteur Chevallier, de La Motte-Beuvron, et sans que les accès aient été coupés. Dix pilules, et le 22, le malade n'a pas eu son accès; mais, par prudence, quatre autres pilules sont ordonnées le 22, et la fièvre a complètement disparu. Cet homme a, de plus, une pneumonie latente; les râles crépitants et sous-crépitants s'entendent des deux côtés de la poitrine.

J'ai également constaté chez cet homme un *engorgement splénique* qui a notablement diminué pendant l'administration du fébrifuge.

19e OBSERVATION.

Pierre Gallon, âgé de trente-six ans, né dans la Haute-Loire, mais depuis sept ans en Sologne, le 18 août 1853, vint me dire que depuis huit jours il avait eu quatre accès de fièvre *tierce;* dix pilules pendant le jour apyrétique, et la fièvre n'a point reparu.

20e OBSERVATION.

Charles Delahaie, âgé de six ans, demeurant à Nouan (Sologne), le 20 août 1853 avait déjà eu quatre accès de fièvre *tierce :* cinq pilules dans l'apyrexie suffisent pour que la fièvre soit coupée.

21e OBSERVATION.

Anastasia Huet, âgée de dix ans, demeurant chez son père, boulanger à Nouan, le 10 avril avait eu cinq acccès de fièvre *intermittente quotidienne.* Je lui prescrivis quatre pilules. Le 16, la fièvre avait complètement disparu.

22e OBSERVATION.

Félicité Guvoir, femme Prou, née à Savigny (Sologne), demeurant à Nouan, le 25 août 1853 était depuis huit jours atteinte d'une fièvre *quotidienne;* on lui donne quatre pilules, et les accès ne reviennent plus.

23e OBSERVATION.

François Simonet, âgé de quarante-trois ans, terrassier, demeurant à Nouan (Sologne), le 14 août 1853, vint me consulter pour une fièvre *intermittente quotidienne;* six pilules, et les accès ne revinrent plus.

24e OBSERVATION.

Mme Leclerc, âgée de quarante et un ans, journalière, demeurant à Nouan (Sologne), née à Paris, depuis huit jours est atteinte d'une fièvre *quotidienne;* six pilules empêchent les accès de se reproduire.

25e OBSERVATION.

Germain Fournier, âgé de quarante-cinq ans, demeurant à Nouan, depuis trois semaines est atteint de fièvre *quotidienne;* le 20 août huit pilules sont administrées, et les accès ne se reproduisent plus.

26e OBSERVATION.

Silvain-Désiré Charpentier, âgé de trois ans, demeurant à Nouan (Sologne), depuis cinq jours a la fièvre *intermittente quotidienne;* quatre pilules, et les accès ne sont pas revenus.

27e OBSERVATION.

Baptiste Couché, âgé de trois ans, né à Vouziers (Creuse), et demeurant à Nouan, le 18 août était malade depuis six semaines d'une fièvre *tierce,* ayant commencé par le type *quotidien* et *quarte;* trois pilules en solution dans 30,00 de sirop de gomme. Cet enfant a été parfaitement guéri.

28e OBSERVATION.

François-Amable Bosset, âgé de trente-huit ans, journalier, né à Marcilly, demeurant à Nouan, a, depuis trois jours (14 août 1852), une fièvre *quotidienne*. Je lui prescrivis six pilules ; mais cet homme n'ayant pu en prendre que trois avant l'accès, celui-ci a avancé ; huit autres pilules ayant été administrées, la fièvre fut coupée.

29e OBSERVATION.

Silvine Foltier, âgée de dix-huit ans, bergère à Nouan, le 20 août 1852 a déjà eu trois accès de fièvre *quotidienne ;* huit pilules font disparaître l'affection.

30e OBSERVATION.

Alexandre Pinseau, menuisier, né à Chaumont, demeurant à Nouan (Sologne), le 29 août 1852 avait déjà eu neuf accès de fièvre *quotidienne ;* huit pilules le guérissent.

31e OBSERVATION.

Marie Gonfar, âgée de trois ans, demeurant à la Boudinière, commune de Nouan, le 20 août 1852, depuis six jours était en proie à une fièvre *quotidienne ;* trois pilules coupèrent la fièvre.

32e OBSERVATION.

Théophile Normand, âgé de six ans, né à Paris et demeurant commune de Nouan, depuis le 4 août 1852 jusqu'au 18 a tous les jours un accés de fièvre *quotidienne ;* quatre pilules mettent un terme aux accès. Quelques jours après, ce petit malade eut des maux de tête, des malaises; on lui donna de nouveau trois pilules, et tout disparut.

33e OBSERVATION.

Alexis Mandars, âgé de vingt trois ans, journalier, demeurant à Nouan (Sologne), le 14 août 1852 avait eu trois accès de fièvre *tierce ;* on lui administre six pilules, et les accès ne sont pas revenus.

34e OBSERVATION.

Métreau, veuve Fardeau, âgée de cinquante-cinq ans, née à

Nouan, y demeurant, le 26 août 1852, depuis le mois de mai, avait une fièvre *quotidienne;* six pilules la rétablissent.

35e OBSERVATION.

Virginie Prédelle, femme Gallon, âgée de vingt-six ans, née à Nouan (Sologne), et y demeurant, le 18 août 1852 avait eu cinq accès de fièvre *intermittente tierce.* La langue étant un peu chargée, on lui administra 30,00 de sulfate de magnésie, et dans une apyrerie, huit pilules. Cette malade est guérie.

36e OBSERVATION.

Marie Gallon, âgée de trois ans, née à Nouan, le 18 août 1852 avait depuis treize jours une fièvre *quotidienne* qui prit le type *tierce;* trois pilules firent disparaître les accès.

37e OBSERVATION.

Aimable Roux, âgée de onze ans, demeurant à Pierrefitte, le 19 août 1852 avait eu plusieurs accès de fièvre *tierce;* quatre pilules la rétablirent complètement.

38e OBSERVATION.

Silvie Monbousier, âgée de dix-neuf ans, demeurant à Pierrefitte, le 11 août 1852 avait eu huit accès d'une fièvre *quotidienne;* on lui donne huit pilules dans l'apyrexie, et le 16, elle était complètement rétablie.

39e OBSERVATION.

Marguerite Bois, âgée de soixante ans, demeurant à Pierrefitte, est en proie à une fièvre *quotidienne;* huit pilules lui sont administrées dans l'apyrexie, et aucun accès, pas même le plus petit malaise, n'a paru depuis.

40e OBSERVATION.

Marie-Héloïse Leveau, âgée de cinq ans, demeurant à Pierrefitte, chez sa parente, le 16 août 1852, avait déjà eu quatre accès d'une fièvre *tierce* parfaitement légitime ; trois pilules firent disparaître tout accès, mais il restait une sorte de malaise qui fut dissipé par trois autres pilules.

41e OBSERVATION.

Hippolyte Thion, âgé de onze ans, demeurant à Pierrefitte, le 21 août 1852 avait déjà eu quatre accès de fièvre *quotidienne;* quatre pilules le guérirent sans qu'il ait jamais rien éprouvé depuis.

42e OBSERVATION.

Sylvie Renaud, femme Bouderion, âgée de vingt-huit ans, demeurant à Pierrefitte, était malade depuis le 1er août 1852, et depuis le 19 de ce mois, chaque jour avait été marqué par un accès de fièvre *quotidienne;* huit pilules mirent un terme aux accès, sans qu'il revînt le plus léger malaise à l'heure de la fièvre.

Chez cette femme, la rate a un volume considérable, et après l'avoir examinée avec attention, je constate qu'elle peut avoir de 0,34 de long sur 0,20 de largeur. Les huit pilules n'ont point eu d'action sur l'engorgement splénique. On a laissé douze pilules à cette femme que l'on n'a pas eu occasion de revoir.

43e OBSERVATION.

Marie-Anne Méthivier, âgée de soixante-douze ans, revendeuse, demeurant à Nouan, est atteinte, depuis le 8 août 1852, d'une fièvre *intermittente tierce*, dont les accès ont beaucoup d'intensité, surtout dans le stade de frisson, sans que la muqueuse gastro-intestinale présente la moindre trace de phlegmasie. Six pilules furent administrées ; mais le 14, jour de l'accès, celui-ci reparut avec un retard d'une heure et demie. Dix nouvelles pilules furent données, six pour le 15 et quatre pour le 16, et la fièvre fut coupée.

44e OBSERVATION.

Louis Robert, âgé de trente-deux ans, poseur sur le chemin de fer, demeurant à Salbris (Sologne), le 13 août 1852 avait eu deux accès de fièvre *tierce;* six pilules coupèrent la fièvre.

45e OBSERVATION.

Julie Robert, fille du précédent, âgée de trois ans, le 13 août 1852 avait eu trois accès de fièvre *tierce;* deux pilules ont suffi pour la rétablir.

46e OBSERVATION.

Étienne Laroche, âgé de trente-six ans, sacristain et cordonnier, demeurant à Nouan (Sologne), le 8 août 1852 avait éprouvé plusieurs accès de fièvre *tierce;* mais comme il présentait un état bilieux très-prononcé, on débuta par lui faire prendre 50,00 de sulfate de soude. Les accès continuant, on lui prescrivit six pilules qui furent mal prises, et l'accès se développa avec une nouvelle intensité à la suite d'un frisson qui dura quatre heures. Le 15, le malade prend huit autres pilules qui détruisent la fièvre.

47e OBSERVATION.

Sylvain Gimont, fermier, demeurant à l'Ombrette, commune de Nouan, le 11 août 1852 était malade depuis huit jours, affecté d'une fièvre *intermittente tierce;* la bouche était amère, la langue chargée indiquait un état bilieux qui disparut après l'administration d'une bouteille d'eau de Sedlitz à 45,00. Mais les accès continuant, quatre pilules furent prescrites, et Gimont fut guéri.

48e OBSERVATION.

François Gimont, fils du précédent, âgé de dix ans, depuis huit jours est atteint d'une fièvre *quotidienne* parfaitement légitime; trois pilules firent disparaître la fièvre.

49e OBSERVATION.

Joseph Jodache, âgé de douze ans, demeurant chez son père, cantonnier à Salbris, le 13 août était depuis longtemps affecté d'une fièvre *quarte* pour laquelle tous les moyens avaient été employés sans avantage. Huit pilules administrées la veille de l'accès l'empêchèrent de revenir, sans qu'il ait reparu depuis cette époque.

50e OBSERVATION.

Bouillet, âgé de quarante-sept ans, fermier en Sologne, d'un tempérament bilieux-sanguin, vint à Orléans s'éclairer sur la nature d'une indisposition qui s'opposait à son travail depuis quelques jours. Le 16 novembre 1853, il me fait venir, et je le trouve couché, se plaignant d'une douleur incommode et cuisante à la poitrine. La tête est douloureuse, la respiration fréquente, envies de vomir, pouls irrégulier; la peau est chaude, la face animée, la langue rouge, les urines foncées et ammoniacales. Diète, tisane de chiendent sucrée avec sirop de gomme, et un bain de pieds sinapisé.

Le lendemain 17, le malade est plus calme; la respiration est facile, le pouls régulier, mais dur; il y a une petite toux. Même prescription.

Le 18, à midi, un accès de fièvre des mieux caractérisés se développe. Il débute vers midi par un froid glacial qui se continue jusqu'au soir. Ni les briques, ni les boissons chaudes, rien ne peut y mettre un terme. Vers le soir la chaleur se développe; l'oppression augmente, puis se dissipe, et l'accès se termine par une sueur abondante qui se continue jusqu'au lendemain matin.

Le 19 au matin, pour prévenir le développement d'un autre accès, on prescrit huit pilules à prendre en deux fois avant midi. La journée se passa bien, et l'accès n'est point revenu.

51e OBSERVATION.

Marie Auger, veuve Pardieu, âgée de quarante-six ans, demeurant à Pierrefitte, le 12 août 1852 avait eu quatre accès de fièvre *tierce;* quatre pilules suffisent pour empêcher les accès de revenir.

52e OBSERVATION.

Elisabeth Pardieu, âgée de douze ans, demeurant à Pierrefitte, le 19 août 1854 avait déjà eu six accès d'une fièvre *quotidienne* très-légitime; quatre pilules la guérirent.

53e OBSERVATION.

Prudence Delahaye, âgée de quarante ans, demeurant à Pierrefitte, avait éprouvé, le 16 août 1852, plusieurs accès de fièvre *quotidienne*; six pilules les lui coupèrent.

54e OBSERVATION.

Sylvie Delahaye, âgée de deux ans, demeurant à Pierrefitte, le 23 août 1852 avait depuis plusieurs jours des accès de fièvre *quotidienne*; deux pilules y mirent un terme.

55e OBSERVATION.

Auguste Routon, âgé de vingt-huit ans, demeurant à Nouan, était, le 18 août 1852, affecté depuis plusieurs jours d'une fièvre *quotidienne* qui disparut après l'administration de huit pilules.

56e OBSERVATION.

Eugène Chollet, âgé de trois ans et demi, demeurant à Pierrefitte, le 19 août 1852 avait depuis cinq jours une fièvre *quotidienne* dont les accès ne reparurent plus après l'administration de trois pilules.

57e OBSERVATION.

Administration de la quinite dans le rhumatisme musculaire.

Mme Cailliet, demeurant à Orléans, âgée de trente-six ans, mariée, sans enfant, d'un tempérament lymphatico-sanguin, se plaint, le 12 mai 1854, d'une douleur très-aiguë dans toute la cuisse droite et la région lombo-fessière du même côté, ayant succédé à une autre, également localisée dans l'épaule du même côté, et qui avait disparu. Le moindre mouvement exécuté dans le lit donne lieu à des élancements insupportables et comme vibrants. Le pouls bat cent dix. Les urines sont peu copieuses, limpides, et la transpiration insensible. Ayant à faire à un *rhumatisme musculaire*, je conseille une infusion de bourrache sucrée avec du miel; le membre douloureux est enveloppé de ouate; diète et 1,00 de quinite, la moitié à onze heures du matin, et les autres 0,50 à quatre heures du soir. Il semble à la malade, dans la soirée, que les douleurs ont diminué; le pouls est descendu à cent trois.

La nuit a été très-agitée, et le 19 au matin la malade est à peu près dans le même état que la veille; seulement le pouls ne donne que quatre-vingt-onze pulsations. On continue la diète, la même boisson, et 3,00 de quinite en deux fois, à quatre heures d'intervalle.

Quelques heures après la dernière prise de la quinite, la transpiration commence à s'établir, et la malade, qui jusque-là n'avait pu se remuer ni sortir de son lit, puisque le moindre changement d'attitude déterminait de vives douleurs, s'est levée un instant, sans trop souffrir; les urines sont sédimenteuses, et les sueurs deviennent tellement copieuses que l'on est obligé de changer plusieurs fois de linge la malade.

Le 20, l'amélioration continue. La malade prend encore dans la journée 3,00 de quinite en trois doses, la première le matin, la seconde à midi et la troisième le soir.

Dans cette administration, la quinite n'a donné naissance à aucune chaleur épigastrique notable; point d'éructations, pas de vomissements, aucun trouble dans les fonctions digestives. La première fois que la malade en prit 3,00, elle éprouva seulement un sentiment d'ardeur dans le ventre, mais sans colique ni dévoiement.

Le 21 au matin, Mme Cailliet s'est levée, n'éprouvant plus de douleur, mais seulement une sorte d'engourdissement dans la cuisse droite, engourdissement qui disparut en quelques jours, au moyen de frictions d'alcool camphré.

Cette personne est complètement rétablie.

28 mai 1854.

58e OBSERVATION.

M. Legroux-Pilodo, demeurant à Orléans, rue de Bourgogne, âgé de trente-huit ans, tonnelier, fortement constitué, avait été plusieurs fois pris de douleurs de tête très-intenses, occupant surtout la région frontale droite. Les douleurs étaient quelquefois si violentes que le malade jetait des cris perçants. Les accidents persistèrent avec intensité pendant plusieurs années, et à plusieurs reprises; les douleurs s'étant encore accrues, le malade fit demander un médecin. On lui fit plusieurs applications opiacées, et on lui administra quelques purgatifs drastiques.

Il y avait déjà quelque temps que ce malade était soigné ainsi, lorsque, dans les derniers jours de janvier 1855, il ressentit avant ses douleurs intenses ordinaires un léger refroidissement dans la région sus-orbitaire droite, et de véritables accès eurent lieu jusqu'au 1er février 1855.

Voici l'état dans lequel je le trouvai : il avait une douleur vive, lancinante, augmentant sous la moindre pression dans toute la région sus-orbitaire droite; mais surtout dans le trajet du nerf sus-orbitaire, cette douleur s'irradiait sur tout le côté droit du visage. Il n'y avait aucune tuméfaction, mais une coloration un peu plus rouge que dans l'état normal. Des contractions spasmodiques agitaient la région temporale correspondante. La conjonctive du côté droit était légèrement injectée, avec augmentation de la sécrétion des larmes. Tous ces phénomènes avaient lieu sans pyrexie.

Le médecin qui m'avait précédé ayant employé sans succès les cataplasmes laudanisés, les pédiluves sinapisés et quelques purgatifs drastiques, et le malade m'ayant rappelé que la douleur, après avoir diminué, revenait plus intense tous les jours vers une heure de l'après-midi, je lui ordonnai de prendre, le 2 février, à jeun, 1,00 de quinite, en deux prises, à une heure d'intervalle. L'accès reparut exactement à la même heure, avec cette différence que les douleurs eurent un peu moins d'intensité. Dans la matinée du 3, encore 1,00 de ce même sel; l'accès diminua encore d'intensité. Le 5, un autre gramme fut administré de la même manière, et la douleur ne reparut plus ; mais une sorte d'engourdissement persistant dans la région sus-orbitaire, je fis appliquer un vésicatoire de la grandeur d'une pièce de 1 fr. Le 6 au matin, je levai ce petit vésicatoire, et, après en avoir enlevé l'épiderme, j'y plaçai 0,50 de quinite. Je continuai toujours à faire prendre au malade, les 7, 8, 9 et 10 février, 0,50 de quinite.

L'accès n'avait pas reparu depuis le 5 février; la conjonctive reprit sa couleur naturelle; la sécrétion des larmes diminua, et le malade fut complètement guéri.

M. Legroux-Pilodo, depuis cette époque, a repris son travail ; la douleur n'a pas reparu.

Orléans, le 3 juillet 1855.

59e OBSERVATION.

Mlle Pauline Thomas, âgée de quarante-deux ans, d'un tempérament sanguin, d'une structure robuste, n'a point vu ses règles depuis un an à peu près. Elle n'a jamais été malade; une fois seulement elle fut atteinte d'une brûlure assez grave au pied gauche. Depuis longtemps elle est domestique chez un prêtre qui demeure dans le Gâtinais, où elle dit avoir contracté les fièvres depuis le mois d'août 1854.

Les accès la prennent tous les jours vers dix heures du matin, et présentent, parfaitement dessinés, les trois stades de frisson, de chaleur et de sueur. Cette fièvre quotidienne a forcé Pauline Thomas à quitter son service pour aller à Ingré, près d'Orléans, où est sa famille. Là, elle se mit entre les mains de M***, médecin de la localité, qui lui donna du sulfate de quinine en solution aqueuse. J'ignore dans quelles proportions elle a pris trois de ces flacons. Les accès furent coupés, mais ils revenaient toujours au bout de cinq ou six jours.

Cette malade, qui me fut amenée le 28 octobre 1854, me dit que les accès quotidiens revenaient avec plus d'intensité que jamais. Pauline Thomas a toujours cependant l'apparence d'une forte santé, quoique les traits de son visage soient fatigués. Sa langue est belle, point saburrale; le pouls est bon, les selles régulières et naturelles. La malade se plaint d'une ardeur dans la région de l'estomac, ardeur qu'elle attribue à l'usage du sulfate de quinine dont elle ne veut plus entendre parler. L'épigastre est douloureux, et l'on sent au-dessous des fausses côtes gauches un empâtement qui résulte évidemment d'un gonflement splénique.

Le 28 au soir, je fais prendre à cette malade quatre pilules, et quatre autres le 29 au matin. Le 29, à dix heures, l'accès ne se reproduit point.

A dater de ce jour, la malade ne prend que deux pilules le matin et le soir.

Le 2 novembre, la malade revient chez moi, et rien chez elle ne fait présumer que l'accès, qui n'a pas reparu, doit revenir; le gonflement splénique a disparu, mais comme cette femme est forte, que sa face est un peu injectée, et que depuis un an elle n'a point eu ses règles, je lui fais appliquer six sangsues à l'anus.

Le 4 novembre, un accès léger revient sur les quatre heures vingt nouvelles pilules à prendre, quatre matin et soir. Les 5, 6 et 7 pas de fièvre. Le 8, Pauline Thomas vient me voir; elle est dans un état de santé excellent.

60e OBSERVATION.

Joséphine Valcher, âgée de quarante-deux ans, fortement constituée, demeurant à Orléans, me fit demander le 18 février 1855. Elle fait remonter sa maladie à plusieurs jours; elle me dit qu'elle a la fièvre de deux en deux jours; que pendant l'accès elle perd presque connaissance; qu'elle a un peu de délire, et qu'après l'accès elle éprouve une douleur atroce à la partie postérieure de la tête; 1,00 de quinite fut administré quatre heures avant l'accès; il n'eut pas lieu, mais cinq heures après l'époque où il aurait dû se produire, la malade éprouve par tout le corps une chaleur brûlante; ses yeux sont rouges et larmoyants. Cet état dura une heure entière, après laquelle la malade se trouva bien.

Avant l'accès suivant, 0,75 de quinite furent administrés, et il ne revint pas.

L'administration du sel fébrifuge fut continuée pendant dix jours à doses successivement moindres, et Joséphine est actuellement parfaitement rétablie.

3 juillet 1855.

61e OBSERVATION.

Hémoptysie ayant pris un caractère intermittent.

Mme veuve Buyer, âgée de soixante-sept ans, d'un tempérament sanguin, a été souvent inquiétée par des douleurs rhumatismales, un déplacement utérin, et une hémoptysie, pour lesquels je lui donnai plusieurs fois mes soins.

Le 27 mars, après avoir ressenti quelques douleurs dans le côté gauche de la poitrine, avec oppression, elle rendit 60 à 90 grammes de sang rouge et coagulé, dans l'espace de deux heures, sans toux et sans beaucoup d'efforts. Appelé immédiatement auprès de la malade, je ne trouvai dans la poitrine, par la percussion et l'auscultation, rien qui permît de croire à l'existence d'une congestion pulmonaire ni d'une phlegmasie. J'ordonnai, vu l'âge et l'état de débilité de la malade, quinze sangsues à l'anus. Le 28 mars, la malade, un peu faible, se trouve assez bien, et rien dans la respiration ni dans la circulation ne dénote aucune perturbation fonctionnelle.

Le 28 au soir, à la même heure que la veille, le même embarras se fait ressentir dans la respiration, et Mme Buyer vomit encore à peu près 30,00 de sang. Application de sinapismes sur les membres abdominaux, limonade cuite prise froide, et trois pilules d'aloès de 0,25 chacune. Le 29, la malade se trouve si bien que, sur sa demande, je lui permets deux petits bouillons ; mais le soir, à la même heure, même gêne de la respiration, bientôt suivie d'un troisième vomissement de sang. Frappé de ce que la malade n'avait rendu aucune parcelle de sang dans les intervalles qui avaient séparé les hémoptysies, je crus à une sorte de périodicité. Aucun accident ne me commandant une autre médication, je prescrivis, le 30 mars, le matin à jeun, quatre pilules de 0,20 chacune de quinite. Dans la journée du 30, la malade ne fut incommodée que d'une sorte de gêne dans la respiration, mais qui ne fut point suivie de crachement de sang. Du 31 mars au 5 avril suivant, cette dame continue à prendre quatre pilules le matin, sans qu'aucun accident se soit reproduit. Depuis ce temps, Mme Buyer jouit d'une santé compatible avec ses douleurs arthritiques et son déplacement utérin.

3 juillet 1855.

62e OBSERVATION.

Le 4 décembre 1863, Mme Guérin, âgée de vingt-sept ans, d'Écueillet (Vouzon), fièvre *quarte*. Son dernier accès a eu lieu le 2 décembre, à midi ; elle doit l'avoir le 5 ; trente-six pilules, quatre matin et soir.

Le 11 décembre, cette fièvre continue ; les accès ont diminué d'intensité. Il faut dire que cette femme a ces accès depuis deux mois sans que le sulfate de quinine ait pu l'en débarrasser ; trente pilules, quatre matin et soir.

Le 18 décembre, la fièvre continue, moins intense ; vingt-huit pilules, quatre matin et soir.

Le 24 décembre, guérison.

63e OBSERVATION.

Le 4 décembre 1863, Mme Drônes, âgée de quarante-huit ans, de Vouzon. Elle a eu les fièvres pendant sept mois et en est délivrée ; mais il lui reste une douleur dans l'hypochondre gauche déterminée par une hypérémie splénique ; quinze pilules, une matin et soir.

Le 11 décembre 1863, la rate est revenue à son volume naturel. La douleur a disparu; mais cette femme vient de contracter une fièvre *tierce;* elle a eu un accès le 8 et le 10, à neuf heures du matin; vingt pilules, deux matin et soir.

Le 18 décembre, guérison.

64e OBSERVATION.

Le 4 décembre 1863, Jules Blanc, âgé de douze ans, de La Motte, fièvre *tierce*. Son accès doit revenir le 5 décembre, à dix heures du matin; trente-six pilules, deux matin et soir.

Le 11 décembre 1863, les accès ont diminué d'intensité, mais continuent; deux pilules, matin et soir.

Le 18 décembre, guérison.

65e OBSERVATION.

Le 4 décembre 1863, Mme Beton, femme du cantonnier, à La Motte. Son enfant mâle, qu'elle allaite, a neuf mois, et est atteint de fièvre *tierce*. L'accès viendra le 5, à une heure du matin; vingt-quatre pilules, deux de quatre à neuf heures du soir, et deux tous les matins.

Le 11 décembre 1863, l'enfant est guéri, mais la mère est prise d'une fièvre *tierce;* dix-huit pilules, deux matin et soir.

Le 18, guérison.

66e OBSERVATION.

Le 4 décembre 1863, Mme Malaquin, de La Motte, fièvre *tierce*. Son accès viendra aujourd'hui à cinq heures. Vingt pilules, quatre tous les matins.

Le 11 décembre, la fièvre a reculé d'un jour. Vingt pilules, quatre matin et soir.

Le 18, guérison.

67e OBSERVATION.

Le 4 décembre 1863, Mme Ramond, de La Motte. Son enfant, âgé de trois ans, fièvre *erratique*. Vingt-huit pilules, deux matin et soir.

Le 11 décembre 1863, la fièvre s'est réglée : elle est *tierce*. Vingt pilules, deux matin et soir.

Le 18, la fièvre à pris le type *double tierce*. Vingt-quatre pilules, deux matin et soir.

Le 24, l'accès d'hier a été moins fort ; il n'y a plus de frisson. Vingt-quatre pilules, deux matin et soir.

Le 8 janvier 1864, les fièvres sont revenues depuis huit jours ; les accès sont *quotidiens*. Vingt-huit pilules, deux matin et soir.

Le 29 janvier, cet enfant est resté huit jours sans fièvre ; mais depuis, les accès sont revenus *quotidiens* et très-intenses. Vingt-huit pilules, deux matin et soir.

Le 5 février, les accès reviennent avec une intensité qui force à recourir au sulfate de quinine.

68e OBSERVATION.

Le 4 décembre 1863, Mme Paty, de Tremblevif, demeurant à la ferme des Sauvagères, âgée de cinquante-trois ans, fièvre *tierce*. Sa fièvre reviendra le 6, à 4 heures du matin. Trente-deux pilules, quatre matin et soir.

Le 11 décembre 1863, guérison.

69e OBSERVATION.

Le 4 décembre 1863, M. Étienne Cartan, scieur de long à La Motte, dix-neuf ans, fièvre *non réglée ;* quatorze pilules, une matin et soir.

Le 11 décembre 1863, fièvre moins intense. Quatorze pilules, deux matin et soir.

Le 18, guérison.

70e OBSERVATION.

Le 4 décembre 1863, M. Langlois, serrurier à La Motte, trente et un ans, fièvre *quotidienne*, accès à trois heures et demie. Vingt-huit pilules, deux matin et soir.

Le 11 décembre, la fièvre continue, les accès sont imperceptibles. Vingt-huit pilules, deux matin et soir.

Le 18, guérison.

71e OBSERVATION.

Le 11 décembre 1863, Mme Gilbert, quarante-cinq ans, de Vouzon, a eu la fièvre il y a quinze jours; elle l'a coupée avec le sulfate de quinine, mais elle revint en *tierce*. Douze pilules, trois matin et soir.

Le 18, guérison.

72e OBSERVATION.

Le 11 décembre 1863, Marthe Gilbert, fille de la précédente, douze ans, fièvre *tierce*. Douze pilules, deux matin et soir.

Le 18, guérison.

73e OBSERVATION.

Le 11 décembre 1863, Mme Huguet, de Vouzon, trente-six ans, fièvre *quotidienne*, qui persiste malgré l'usage du sulfate de quinine. Vingt pilules, deux matin et soir.

Le 18, guérison.

74e OBSERVATION.

Le 11 décembre 1863, Guiffard, âgée de cinquante-cinq ans, à Vouzon, fabrique de poterie, a une fièvre *tierce*. Depuis quinze mois qu'elle est en Sologne, elle n'a jamais cessé, malgré l'usage de sulfate de quinine, d'avoir des fièvres *quotidiennes*. Vingt-six pilules, deux matin et soir.

Le 18, guérison.

75e OBSERVATION.

Le 11 décembre 1863, M. Raphael Guérin, sept ans, *tierce*. Vingt pilules, deux matin et soir.

Le 18, guérison.

76e OBSERVATION.

Le 11 décembre 1863, Aristide Brossard, cinq ans, fièvre *quotidienne*. Vingt-huit pilules, deux matin et soir.

Le 18, l'accès retarde et diminue tous les jours; vingt-quatre pilules, deux matin et soir.

Le 24, plus de frisson; les accès sont à peine sensibles. Vingt-quatre pilules, deux matin et soir.

Le 8 janvier 1864, guérison.

Le 9 janvier, les accès ont reparu, mais avec une telle intensité que je suis obligé d'employer le sulfate de quinine.

77e OBSERVATION.

Le 11 décembre 1863, Malaquin, de Vouzon, quatre ans, fièvre *tierce;* deux pilules matin et soir; vingt-huit pilules. Cet enfant fait usage du sulfate de quinine, depuis longtemps, sans résultat.

Le 18, guérison.

78e OBSERVATION.

Le 11 décembre 1863, Romaine, douze ans, de La Motte, depuis six mois fait usage du quinquina sous toutes les formes, sans résultat. *Double tierce.* Il a son accès aujourd'hui et l'aura le 13 et le 14. Trente pilules, quatre matin et soir.

Le 18, la fièvre a pris le type *quarte;* l'accès doit venir le 20 courant. Trente pilules, quatre matin et soir.

Le 24, le type *quarte* continue par un accès si long qu'il m'inspire des inquiétudes, et je finis par administrer le sulfate de quinine.

79e OBSERVATION.

Le 11 décembre 1863, Louis Comte, cinq ans, de Chaumont, est atteint d'une fièvre *quotidienne* depuis le 15 août, sans avoir pu la maîtriser par le sulfate de quinine. Vingt-huit pilules, deux matin et soir.

Le 18, guérison.

80e OBSERVATION.

Le 11 décembre 1863, Boussac, âgée de huit ans, de Nouan-le-Fuzelier, a les fièvres depuis quatre mois, a pris du sulfate sans résultat. D'abord *quarte,* puis *tierce,* sa fièvre est actuellement *double tierce*. Son accès le plus fort reviendra demain 12, à trois heures, le second le 13. Vingt-huit pilules, deux matin et soir.

Le 18, cette fièvre est devenue *simple tierce*, et les accès sont moins longs. Mais la co-existence de fièvres pernicieuses dans le voisinage m'engage à administrer le sulfate de quinine.

81e OBSERVATION.

Le 11 décembre 1863, Ravier, âgé de deux ans, depuis quatre mois a une fièvre *tierce*, sans que le sulfate de quinine puisse en venir à bout. Vingt-huit pilules, deux matin et soir.

Le 18, changée en *double tierce*. Vingt-quatre pilules, deux matin et soir.

Le 24, guérison.

82e OBSERVATION.

Le 11 décembre 1863, Trasbeau, de Vouzon, âgée de trois ans, a les fièvres depuis trois mois, bien qu'elle ait employé le quinquina sous toutes les formes; sa fièvre est *quotidienne*. Vingt-huit pilules, deux matin et soir.

Le 18, la fièvre continue. Vingt-quatre pilules, deux matin et soir.

(La mère de l'enfant me dit : La fièvre est changée; au lieu de la prendre un jour à dix heures du matin et l'autre à une heure de l'après-midi, elle ne la prend qu'à six heures du soir; elle dure moins longtemps et moins fort; l'enfant n'a presque plus de frisson).

Le 24, guérison.

83e OBSERVATION.

Le 11 décembre 1863, Collaudeu, de La Motte, âgé de quatorze ans, a les fièvres depuis trois mois, malgré le sulfate de quinine qu'il prend continuellement; sa fièvre est *tierce*. Trente pilules, trois matin et soir,

Le 18, les accès, moins forts, ont retardé de deux heures. Trente-six pilules, trois matin et soir.

Le 24, les accès ont éprouvé de la perturbation : un devait avoir lieu dimanche, et il est venu lundi. Vingt-quatre pilules, deux matin et soir.

Le 8 janvier 1864, la fièvre s'est régularisée; les accès reviennent tous les trois jours; il y a peu de frisson. Vingt-huit pilules, deux matin et soir.

Le 22 janvier 1864, il n'y a presque plus de frisson; les accès sont très-courts.

Le 29 janvier 1864, accès à peine marqués. Vingt-quatre pilules, deux matin et soir.

Le 5 février guérison. Vingt-huit pilules pour éviter la récidive.

84e OBSERVATION.

Le 11 décembre 1863, Mauduit, âgé de sept ans, a les fièvres depuis deux mois, sans que le sulfate de quinine ait pu l'en délivrer. Sa fièvre est *tierce;* elle reviendra le 12 à onze heures. Vingt-huit pilules, deux matin et soir.

Le 18, guérison.

85e OBSERVATION.

Le 11 décembre 1863, Mlle Charbonnier, de Vouzon, âgée de dix-huit ans, fièvre *tierce*, doit avoir son accès le 12 à dix heures du matin; ce soir elle prendra quatre pilules, deux matin et soir : trente pilules.

Le 18, accès moins forts et retardés. Vingt-quatre pilules, deux matin et soir.

Le 24, guérison.

86e OBSERVATION.

Le 11 décembre 1863, Joseph Theuriez, âgé de seize ans, fièvre *quotidienne* depuis trois mois, malgré l'usage du sulfate de quinine. Trente pilules, deux matin et soir.

Le 18, guérison. Vingt-quatre pilules, deux matin et soir pour consolider la cure.

Le 24, depuis vendredi dernier n'a eu que deux accès qui sont revenus. Vingt-quatre pilules, deux matin et soir.

Le 8 janvier 1864, un accès ayant été suivi d'une sueur profuse, je me détermine à employer le sulfate de quinine.

87e OBSERVATION.

Le 11 décembre 1863, Eugène Forton, de La Motte, âgé de trois ans, fièvre *tierce;* l'accès viendra le 12, à onze heures. Vingt-huit pilules, deux matin et soir.

Le 18, guérison.

88e OBSERVATION.

Le 11 décembre 1863, Mme Beton, âgée de trente-deux ans, de La Motte, fièvre *tierce.* Vingt-huit pilules, deux matin et soir.

Le 18, guérison.

89e OBSERVATION.

Le 11 décembre 1863, Amélie Martina, âgée de trente-trois ans, de La Motte, a eu des fièvres *quarte*, puis *tierce*, et enfin *double tierce*, sans que le sulfate de quinine y ait mis obstacle. Vingt-huit pilules, deux matin et soir, et quatre le matin du jour des accès.

Le 18, guérison. Vingt-quatre pilules, deux matin et soir.

Le 24, guérison.

90e OBSERVATION.

Le 11 décembre 1863, Albert Bouffaut, de Nouan-le-Fuzelier, âgé de sept ans, est en proie, depuis quatre mois, à une fièvre *quotidienne* que n'a pu détruire le sulfate de quinine. Vingt-huit pilules, deux matin et soir.

Le 18, les accès, qui duraient autrefois cinq heures, ne se continuent que pendant une petite heure. Vingt-quatre pilules, deux matin et soir.

Le 24, guérison.

91e OBSERVATION.

Le 18 décembre 1863, Belouet, de Vouzon, âgé de dix ans, est affecté d'une fièvre *quarte* depuis six mois. Vingt-quatre pilules, deux matin et soir.

Le 24, guérison.

92e OBSERVATION.

Le 18 décembre 1863, Mlle Sylvine Laurent, âgée de vingt ans, est atteinte depuis quatre mois d'une fièvre *quarte*. Trente-six pilules, trois matin et soir.

Le 24, guérison.

93e OBSERVATION.

Le 18 décembre 1863, Chassine, âgée de six ans, de La Motte, fièvre *quotidienne* depuis seize mois. Vingt-quatre pilules, deux matin et soir.

Le 24, la fièvre a pris le type *tierce;* les accès sont moins longs et peu intenses ; l'accès dure en tout une heure. Vingt-quatre pilules, deux matin et soir.

Le 8 janvier 1864, guérison.

94e OBSERVATION.

Le 18 décembre 1863, Chassine, âgé de vingt-sept ans, de La Motte, a eu d'abord une fièvre *quotidienne* qui est devenue *tierce.* Vingt-quatre pilules, deux matin et soir.

Le 8 janvier 1864, presque guéri. Il a encore un peu de *traînou,* une *lentale* (1). Vingt-huit pilules, deux matin et soir.

Le 28 janvier, Chassine a eu un tel accès, quant à la longueur, que j'ai recouru à l'administration du sulfate de quinine.

95e OBSERVATION.

Le 18 décembre 1863, Ramond, âgé de quarante ans, de La Motte, journalier, fièvre *quarte* depuis le mois de septembre. Trente-six pilules, trois matin et soir.

Le 8 janvier 1864, encore un peu de *traînou,* une *lentale.* Vingt-quatre pilules, deux matin et soir, sulfate de quinine.

96e OBSERVATION.

Le 18 décembre 1863, Colas, âgé de cinq ans, fièvre *tierce* depuis quatre mois. Vingt-quatre pilules, deux matin et soir.

Le 24, guérison.

(1) Le paysan solognot donne le nom de *traînou,* de *traîne* ou de *lentale,* à l'espèce de queue fébrile que laissent les accès.

97e OBSERVATION.

Le 24 décembre 1863, Sylvine Pétou, cinq ans, de La Motte, fièvre *erratique*. Vingt-quatre pilules, deux matin et soir.
Le 8 janvier 1864, guérison.

98e OBSERVATION.

Le 24 décembre 1863, Mme veuve Verdier, soixante et un ans, de La Motte, depuis le mois de septembre a les fièvres; elle les a coupées deux fois par le sulfate de quinine; fièvre *tierce*, a eu son accès hier mercredi; ces accès sont intenses et très-longs. Trente pilules, deux matin et soir.
Le 8 janvier 1864, guérison.

99e OBSERVATION.

Le 24 décembre 1863, Nathalie Gilbert, âgée de neuf ans, de La Motte. Elle a les fièvres depuis six mois, a fait usage du sulfate de quinine sans succès ; fièvre *tierce*, a son accès aujourd'hui jeudi. Vingt-quatre pilules, deux matin et soir.
Le 8 janvier 1864, guérison.

100e OBSERVATION.

Le 24 décembre 1863, Isabelle Beignet, âgée de douze ans, de Nouan. Elle a les fièvres depuis trois mois; les accès sont très-forts, mais *erratiques*. Trente pilules, deux matin et soir.
Le 8 janvier 1864, guérison.

101e OBSERVATION.

Le 8 janvier 1864, Louise Charpigny, âgée de huit ans, de La Motte. Elle a les fièvres depuis un an, a pris souvent du sulfate de quinine sans succès suivi ; fièvre *tierce;* les accès sont très-forts; le frisson dure deux heures. Vingt-huit pilules, deux matin et soir.
Le 22 janvier 1864, les accès continuent, arrivent plus tard, et ont diminué d'intensité. Trente pilules, deux matin et soir.

Le 29 janvier, les accès continuent avec une telle intensité, que je suis obligé de recourir au sulfate de quinine.

Le 5 février, la malade est très-bien.

102e OBSERVATION.

Le 8 janvier 1864, Gagnepain Belloni, âgé de huit ans, de Sauvigny, est sous le coup d'une fièvre *tierce* depuis le mois de septembre dernier, a pris du sulfate de quinine sans succès suivis. Vingt-huit pilules, deux matin et soir. Guérison.

Le 22 janvier 1864, les accès ont diminué d'intensité. Vingt-huit pilules, deux matin et soir. Guérison.

103e OBSERVATION.

Le 8 janvier 1864, François Boutet, de Souvigny, âgé de douze ans, fièvre *tierce*. Vingt-huit pilules, deux matin et soir.

Le 22 janvier 1864, deux jours sont passés sans accès. Vingt-quatre pilules, deux matin et soir.

104e OBSERVATION.

Le 8 janvier 1864, Clémentine Ollivier, âgée de deux ans et demi, fièvre *pas réglée*. Quatorze pilules, une matin et soir. Guérison.

105e OBSERVATION.

Le 22 janvier 1864, Sagot, âgée de trente ans, sœur de M. le curé de Neung-sur-Beuvron, a la fièvre *tierce* depuis quatre mois, a souvent fait usage du sulfate de quinine avec succès, mais toujours avec récidive. Vingt-quatre pilules, deux matin et soir.

Cette personne demeure à Lamarolle, par Neung-sur-Beuvron. Récidive.

106e OBSERVATION.

Le 22 janvier 1864, Marie Rouber, âgée de huit mois, de La Frogerie, chez Mme Poirson, fièvre *quotidienne*, frisson très-marqué. Huit pilules, une matin et soir, dissoute dans un peu de lait. Guérison.

107e OBSERVATION.

Le 22 janvier 1864, Joseph Rouber, âgé de trente-sept ans, de La Frogerie, chez Mme Poirson, fièvre *tierce*. Vingt-huit pilules, deux matin et soir. Guérison.

108e OBSERVATION.

Le 22 janvier 1864, Nicolas Bertin, âgé de quarante-sept ans, de La Frogerie, chez Mme Poirson, fièvre *quotidienne*. Vingt-huit pilules, deux matin et soir. Guérison.

109e OBSERVATION.

Le 4 mars 1864, Mlle Louise Naut, âgée de vingt-cinq ans, est restée à Constantine pendant cinq mois, où elle a eu des fièvres *intermittentes* très-tenaces et dont le sulfate de quinine n'a pu la débarrasser. Elle est revenue en France à la fin du mois d'avril 1863. Depuis cette époque, elle n'a pu se guérir d'une fièvre *tierce* qui récidive toujours, malgré le sulfate de quinine. Je lui prescris vingt-quatre pilules, deux matin et soir.

Le 12 mars, elle revient, me disant que depuis le 7 mars elle n'a plus d'accès. Vingt-huit pilules pour éviter la récidive.

110e OBSERVATION.

Mme B., demeurant à Orléans, mère de deux enfants, ayant habituellement une bonne santé, se plaignait depuis quelque temps d'une lassitude générale qu'elle commençait à éprouver de dix heures du matin à midi.

Depuis quelques jours cette lassitude augmentant, précédée de pandiculations répétées, suivies d'un petit frisson, après lequel chaleur et sueur abondante. Vers les trois heures la malade revient à son état naturel. Voyant dans ces phénomènes une périodicité *quotidienne* bien tranchée, le 30 juin 1864, je remets à la malade douze pilules de quinite de 0,20 chacune, à prendre deux matin et soir. Le 1er juillet, Mme B. n'a rien éprouvé pendant tout le cours de la journée. Elle continue pendant quelques jours l'usage de ces pilules, et les accès ne sont pas revenus.

111e OBSERVATION.

Durand, demeurant à Orléans, 19, rue des Petits-Souliers, me fit appeler le 19 septembre 1856 pour le voir dans un accès de fièvre *intermittente tierce.*

Cet accès se reproduisait pour la troisième fois et devait se reproduire le 21.

Je fis prendre au malade, dans la journée du 20, par cuillerées à bouche, toutes les heures, la solution suivante :

Quinite	2,00
Eau	50,00
Sirop.	20,00

Le 21, l'accès n'eut point lieu, et depuis, ce malade n'a eu aucune récidive.

Orléans, le 25 septembre 1856.

112e OBSERVATION.

La femme Martin, âgée de soixante ans, est atteinte depuis un mois de fièvre *intermittente* à type *quarte,* ayant pris déjà du sulfate de quinine qui lui avait été délivré par un pharmacien sans ordonnance de médecin.

J'ignore quelle quantité de ce médicament cette femme a prise; je sais seulement qu'il lui en a été vendu pour 3 fr. 60, qu'elle a consommé cette quantité dans une semaine à peu près, sans que le résultat ait été de couper la fièvre. Le 20 juin 1856, je fus appelé auprès de cette femme, et je lui fis remettre vingt de mes pilules, en lui recommandant d'en prendre dix par jour pendant les deux jours d'apyrexie; l'accès qui était attendu le troisième jour manqua complètement. Je fis encore remettre dix pilules à cette femme, en lui recommandant de les prendre dans le septenaire suivant. Depuis, la fièvre n'a plus reparu. Je m'en suis assuré de nouveau, trois semaines après l'administration des premières pilules.

Orléans, le 25 juillet 1856.

113e OBSERVATION.

Isidore Pied, âgé de trente-six ans, demeurant à Neuville-aux-

Bois (Loiret); fièvre *tierce*, puis *quarte*, depuis six mois, sans que le sulfate de quinine y ait apporté aucune modification, si ce n'est de fortes douleurs dans la région de l'estomac. Vers la fin de mars 1868, il se soumet à l'usage de la quinite, 0,75 matin et soir. Le sixième jour aucun accès n'avait reparu. L'usage de la quinite fut continué encore pendant huit jours, et aujourd'hui, 16 mai 1868, le malade est complètement guéri.

OBSERVATIONS

ET LETTRES

De M. le Docteur MONVENOUX,

Médecin de l'hôpital de Montluel et de l'école impériale d'agriculture de la Saulsaie département de l'Ain,

SUR

L'ADMINISTRATION DE LA QUINITE.

114e OBSERVATION.

Jean Bélin, de Bourg, domestique à Romanèche (Ain), entre à l'hôpital de Montluel le 26 juillet 1853, pour une fièvre *intermittente quotidienne*. Agé de vingt-cinq ans, d'un tempérament sanguin, lymphatique, il n'a jamais eu de fièvre *intermittente* ou aucune maladie grave. Depuis le 20 juillet, l'accès s'est reproduit tous les jours dans l'après-midi, d'une heure à trois heures, annoncé par un frisson de demi-heure à une heure de durée, suivi d'une chaleur intense et d'une forte céphalalgie qui ne cessent qu'après l'apparition d'une sueur abondante prolongée jusqu'au lendemain matin. A ce moment, il y a apyrexie complète. Du reste, il n'y a aucun symptôme organique : la langue est humide, blanche, sans enduit saburral, pas de douleurs abdominales, pas de diarrhées. La rate est à l'état normal. La fièvre *intermittente* est donc légitime et l'emploi d'un fébrifuge opportun. En conséquence, je fais prendre au malade, le 28, de six à huit heures du matin, sept pilules du docteur Halmagrand. Le médicament ne cause aucun malaise à Bélin, et l'accès ne reparaît pas comme les jours précédents. Le 29, je redonne trois pilules, et depuis lors le malade ne ressentit plus de fièvre. L'appétit revint bien vite, et, complètement guéri, Bélin put quitter l'hôpital le 3 août 1853.

Montluel, le 13 novembre 1853. (*Signé* : Monvenoux.)

115e OBSERVATION.

Rosalie Puvis, de Lons-le-Saulnier (Jura), domestique à Montluel, âgée de dix-huit ans, d'un tempérament lymphatique, entre à l'hôpital de Montluel le 27 juin dernier, pour fièvre *intermittente tierce*, qu'elle avait depuis plusieurs jours ; elle est simple, légitime et sans autre complication qu'une énorme hypertrophie de la rate produite par une fièvre *intermittente* qu'elle avait gardée très-longtemps à l'âge de seize ans. N'ayant pas encore à ma disposition des pilules du docteur Halmagrand, je fis prendre à cette malade 0,60 de sulfate de quinine en potion, et dans les premiers jours de juillet elle quitta l'hôpital pour reprendre ses occupations. Sa guérison ne fut pas de longue durée, car elle rentra à l'hôpital le 23 du même mois. La fièvre avait conservé son type *tieree* et n'avait toujours pas d'autres complications que l'engorgement splénique. Ayant alors des pilules du docteur Halmagrand, je lui en donnai trois le 25, et l'accès du 26 fut retardé de trois heures; le 27 je fis prendre de nouveau trois pilules, et pour plus de sûreté, le 20 au matin j'en ordonnai encore trois autres.

L'accès qui devait venir manqua complètement ce jour-là et les suivants. La malade quitta l'hôpital le 8 août, parfaitement guérie, et n'a pas repris de fièvre jusqu'à présent. Il est bon de remarquer qu'elle avait eu une récidive quinze jours environ après sa guérison par le sulfate de quinine. Il me sembla que la rate avait un peu diminué de volume, et j'avais l'intention de continuer l'emploi des pilules ; mais la malade se trouvant bien, s'y refusa, et je ne pus continuer mon observation.

116e OBSERVATION.

Claude Dumoulin, de Montluel, domestique à Jailloux (Ain), entre à l'hôpital de Montluel le 4 août, pour une fièvre *intermittente tierce*. Agé de vingt et un ans, d'un tempérament sanguin, et habituellement d'une bonne santé, il n'a eu de maladie grave qu'une pleuro-pneumonie, il y a quinze mois environ, dont il fut parfaitement guéri dans ce même hôpital, par les émissions sanguines. Aujourd'hui la respiration se fait bien dans tout le poumon, et la fièvre est sans complication aucune. Elle revient régulièrement tous les deux jours, à onze heures du matin, et bien caractérisée par les trois stades.

Le 6, jour apyrétique, je donne quatre pilules du docteur Halmagrand, et trois le 7 au matin, avant sept heures ; ce jour-là et les suivants, Dumoulin n'eut point le moindre ressentiment de fièvre, pas le plus petit malaise, et le 13 août il sortit complètement guéri et capable de reprendre son travail.

Depuis, j'ai pu m'assurer que, jusqu'à ce jour, le malade n'avait pas eu de récidive.

Montluel, le 13 novembre 1853. (*Signé :* Monvenoux.)

117e OBSERVATION.

M. Léon M***, âgé de trente-deux ans, d'un tempérament nerveux, a eu en 1852 une fièvre *typhoïde* assez légère. Au commencement d'août, il contracte pour la première fois une fièvre *intermittente tierce*, compliquée d'un embarras gastrique qui disparaît au bout de quatre jours, au moyen de boissons délayantes, de cataplasmes, de lavements laxatifs et d'un purgatif salin. La fièvre n'en continue pas moins ses allures de *rémittente tierce*. Je donne une potion avec 0,50 de sulfate de quinine, et deux accès reviennent; alors je fais prendre cinq pilules du docteur Halmagrand, et l'accès ne reparaît plus. Depuis, M. M*** est allé de mieux en mieux, et la guérison ne s'est pas fait attendre; aujourd'hui il est en parfaite santé.

Montluel, le 13 novembre 1853. (*Signé :* Monvenoux.)

118e OBSERVATION.

Humbert Rubis, de Dagneux (Ain), âgé de quarante-cinq ans,

d'un tempérament bilieux, ayant toujours joui d'une bonne santé, et sans avoir eu d'autre maladie grave qu'une variole dont il porte de nombreuses traces au visage, entre à l'hôpital de Montluel le 11 août pour une fièvre *tierce*. Tous les deux jours, vers les cinq heures du soir, le malade éprouve aux pieds un léger refroidissement auquel succède bientôt une forte chaleur, de la céphalalgie et une soif ardente. L'accès dure jusqu'au lendemain dans la matinée, pour se terminer par une légère transpiration. Le malade n'a pas été au ventre depuis trois jours; l'abdomen est tendu; la langue est sèche, sans être saburrale. Avant d'administrer les pilules, je considère comme opportun l'emploi des boissons délayantes, des lavements laxatifs et des cataplasmes.

Le 14, jour de l'accès, je pus donner le matin, avant dix heures, six pilules du docteur Halmagrand; l'accès retardé de quatre heures est moins fort. Le 15, jour apyrétique, le malade va bien, et le 16 au matin, dans la crainte d'un retour de fièvre, je donne encore six pilules. L'accès manque complètement. Rubis, parfaitement guéri, quitte l'hôpital le 22 août, et jusqu'à présent il n'a pas eu de récidive.

Montluel, le 13 novembre 1853. (*Signé* : Monvenoux.)

119e OBSERVATION.

Mariette Gray, domestique à Bignoux-le-Franc (Ain), âgée de vingt-quatre ans, d'un tempérament nervoso-sanguin, habituellement d'une bonne santé, et n'ayant pas encore eu la fièvre *intermittente*, entre à l'hôpital de Montluel pour une fièvre *tierce* dont elle a déjà subi six accès. Bien franche et sans complication, sans engorgement splénique, elle cède bien vite à l'administration de six pilules prises huit heures avant l'accès. Tout à fait guérie, la fille Gray quitta l'hôpital le 19 août 1853.

Montluel, le 13 novembre 1853. (*Signé* : Monvenoux.)

120e OBSERVATION.

Boisselier, de Hauterive (Haute-Marne), ouvrier charron à Montluel, entre à l'hôpital le 18 août pour une fièvre *quotidienne* dont il est atteint depuis plusieurs jours. Agé de vingt-cinq ans, d'un tempérament bilieux sanguin, et habituellement d'une bonne santé, il n'a jamais eu de maladie grave ni aucune autre fièvre *intermittente* qui l'amène dans les salles de l'hôpital.

Tous les jours, vers sept heures du matin, l'accès s'annonce par un frisson général d'une heure, auquel succède une chaleur intense, une soif vive, une grande agitation et de la céphalalgie. La langue est rouge et sèche; le ventre est ballonné et légèrement douloureux à la pression. Le malade rend dans les vingt-quatre heures trois à quatre selles diarrhéiques; le stade de sueur manque complètement au déclin de l'accès, et cependant l'apyrexie est bien marquée, car le soir, sur les six heures, le pouls, qui dans la journée battait cent vingt pulsations par minute, est descendu à soixante-douze. Le malade se trouve bien et goûte le repos du sommeil pendant la nuit.

Au premier abord, on pouvait avoir la pensée d'une fièvre typhoïde; mais l'intermittence ne s'étant pas démentie depuis plus de huit jours, après avoir combattu la gastro-entérite par la tisane de riz gommée, les cataplasmes, les lavements émollients amidonnés et la diète, je fais prendre le 21 au soir, après l'accès, six pilules du docteur Halmagrand, et la fièvre ne revint plus.

La diarrhée, qui avait cessé, ne reparut point après l'administration des pilules, et le malade s'ennuyant à l'hôpital, le quitta le 26 du même mois.

Boisselier, que j'ai eu l'occasion de revoir, n'a pas cessé de se bien porter depuis sa sortie de l'hôpital.

Montluel, le 13 novembre 1853. (*Signé :* Monvenoux.)

121e OBSERVATION.

Claude Murjex, de Pizai (Ain), âgé de dix-neuf ans, d'un tempérament lymphatico-sanguin, n'a jamais eu de fièvre intermittente, ni d'autres maladies, si ce n'est quelques angines tonsillaires pour lesquelles il n'a pas eu besoin de réclamer les secours de la médecine. Le 25 août il entre à l'hôpital de Montluel pour une fièvre *tierce*, dont il est atteint depuis huit jours. L'accès revient périodiquement tous les deux jours, de onze heures à midi ; les trois stades sont bien caractérisés; la fièvre est du reste sans complication, et la rate est à l'état normal. Le 25 au soir, jour apyrétique, je fais prendre au malade quatre pilules du docteur Halmagrand, et le 27, jour de l'accès, j'en redonne trois avant sept heures du matin. De-

8

puis lors, la fièvre n'est plus revenue, et Murjex put quitter l'hôpital le 1er novembre.

Montluel, le 12 novembre 1853. (*Signé* : Monvenoux.)

122e OBSERVATION.

Joseph Meunier, domestique à Romanèche (Ain), âgé de vingt-huit ans, d'un tempérament nervoso-bilieux, entre à l'hôpital de Montluel le 29 août. A l'âge de vingt-cinq ans, il a eu une fièvre *quarte* qu'il garda près de deux mois, avec un frisson initial des plus intenses; aussi en a-t-il conservé une hypertrophie assez considérable de la rate.

Depuis une quinzaine, Meunier a contracté une nouvelle *fièvre* à type *tierce,* sans autre complication, et bien légitime. Le 31, jour apyrétique, je donne dans le courant de la journée sept pilules du docteur Halmagrand; l'accès, qui devait venir le 1er septembre de très-bonne heure, est retardé de quatre heures et se passe comme à l'ordinaire. Le 2, je fais prendre neuf pilules, et cette fois l'accès du 3 manque complètement. Ce jour-là et les suivants, Meunier éprouva une légère douleur à l'épigastre, avec un peu de diarrhée, circonstance qui m'empêcha de continuer l'emploi du fébrifuge, dont j'aurais bien voulu cependant étudier l'effet sur le gonflement splénique. Néanmoins la fièvre ne reparut plus, et le malade put quitter l'hôpital le 9 novembre.

Montluel, le 13 novembre 1853. (*Signé* : Monvenoux.)

123e OBSERVATION.

François Piochon a quitté les montagnes de la Savoie pour venir chercher du travail dans la Bresse.

Atteint pour la première fois d'une fièvre *tierce,* le 25 août, il entre à l'hôpital de Montluel le 30 du même mois. Il est d'un tempérament sanguin et habituellement d'une bonne santé. La fièvre revient tous les deux jours dans la matinée avec les trois stades caractéristiques, mais en variant de deux à trois heures et présentant la complication d'un état saburral bien marqué.

Le 1er septembre, jour apyrétique, je fais prendre au malade un émétique qui lui procure plusieurs vomissements et deux ou trois selles liquides; le lendemain, 2 septembre, l'accès revient dans la matinée, comme de coutume. Alors le 3, jour apyrétique, je donne dans l'après-midi sept pilules du docteur Halmagrand, et l'accès ne revient pas le 4 ni les jours suivants. Pour plus de sûreté, je redonne trois pilules le 5. Piochon, tout à fait guéri, sortit de l'hôpital le 13 septembre.

124e OBSERVATION.

Mme Maillard, de Bignort (Ain), âgée de trente-huit ans, d'un tempérament nerveux lymphatique, sujette à la migraine et à quelques phénomènes hystériques, éprouve le 28 août, sur les neuf heures du matin, un frisson général suivi bientôt d'une grande chaleur, avec agitation, soit céphalalgie, dyspnée et douleurs abdominales surtout vers l'hypochondre droit. La sueur ne s'établit que dans le milieu de la nuit et ramène le calme. Dans la journée du 29, tout a disparu, et la malade se trouve bien; mais le 30 elle éprouve les mêmes symptômes que le 28 et me fait appeler pendant l'accès. Il n'y a rien du côté du cœur et des poumons, aucune trace de phlegmasie du côté des intestins, rien non plus vers le foie et la rate. Le 31 la fièvre avait complètement cessé, comme le 29. J'ai donc affaire à une fièvre *tierce* compliquée de phénomènes nerveux se rattachant sans doute à l'état hystérique du sujet. Je donne pour le soir six pilules du docteur Halmagrand, et l'accès du 1er septembre ne revient pas, ni les jours suivants.

La malade, que j'ai revue depuis, va parfaitement bien et n'a pas eu de récidive.

125e OBSERVATION.

La jeune Valérie Drot, de Joud (Isère), âgée de onze ans, non réglée, d'un tempérament nerveux lymphatique, sujette aux rhumes, mais sans avoir fait de maladies graves, contracte pour la première fois une fièvre *quotidienne* dans les premiers jours de septembre. Appelé auprès d'elle le 7 dans l'après-midi, je la trouve dans le fort de l'accès : elle a de la céphalalgie et une soif ardente; le pouls bat cent douze, et la transpiration commence à s'établir. Le lendemain matin, la malade se trouve bien : le pouls bat soixante-douze; nous n'avons plus de fièvre, et il me reste quatre heures avant l'accès. J'en profite pour donner trois pilules du docteur Halmagrand, et ce jour-là, non plus que les suivants, la fièvre ne revient pas.

Valérie Drot, que j'ai eu l'occasion de revoir depuis, n'a pas eu de récidive.

Montluel, le 13 novembre 1853. (*Signé* : Monvenoux.)

126e ET 127e OBSERVATIONS.

Giraud, de Thil (Ain), vint me consulter dans les premiers jours de septembre pour ses deux enfants, atteints depuis plusieurs jours de la fièvre *intermittente*, une jeune fille de huit ans et un petit garçon de cinq ans. Chez la première elle est *tierce*, et chez son frère elle présente le type *quotidien*. Je donne à l'une quatre pilules du docteur Halmagrand, et à l'autre trois.

Quelque temps après, j'appris que le fébrifuge avait parfaitement réussi, et que les jeunes enfants allaient tout à fait bien.

Montluel, le 14 novembre 1853. (*Signé* : Monvenoux.)

128e OBSERVATION.

Jean-Marie Guillard, domestique à Jailleux (Ain), entre à l'hôpital de Montluel le 9 septembre pour une fièvre *tierce*. Agé de dix-neuf ans, d'un tempérament sanguin, lymphatique, et habituellement de bonne santé, il n'a jamais eu d'autre fievre *intermittente*. Celle qui l'amène à l'hôpital et qui date de plusieurs jours est franche et dépouillée de toute complication. Le 11, jour apyrétique, je donnai à mon jeune malade six pilules, et l'accès, qui devait venir dans la nuit du 11 au 12, manqua en partie. Guillard n'eut ni frisson ni sueur; mais dans la journée du 12 il éprouva un peu de malaise et de la céphalalgie, comme les autres jours. Le 13, dans la crainte d'un nouvel accès, je fis prendre encore quatre pilules; cette fois, le succès fut complet et assuré, car le malade put quitter l'hôpital le 18 septembre.

Montluel, le 13 novembre 1853. (*Signé* : Monvenoux.)

129e OBSERVATION.

François Suchet, domestique au Montellier (Ain), entre à l'hôpital de Montluel le 9 septembre, pour une fièvre *quotidienne*. Agé de vingt-neuf ans, d'un tempérament sanguin-lymphatique, il est très-sujet aux refroidissements et s'enrhume facilement. En 1849, il fut atteint pour la première fois d'une fièvre *intermittente* qui, après quelques accès, fut guérie par le sulfate de quinine et ne laissa rien du côté de la rate.

Cette fois j'ai affaire à une fièvre *quotidienne* bien franche, quoique compliquée d'une légère bronchite, circonstance qui ne m'empêche pas de donner au malade, après un séjour de trois jours à l'hôpital, six pilules du docteur Halmagrand, de demi-heure en demi-heure, et de manière à ce que la dernière soit prise cinq heures avant l'accès. La fièvre ne revient plus. Les pilules furent sans effet sur la bronchite; elle s'amenda par les béchiques, et le malade ne tenant pas compte d'une indisposition à laquelle il était sujet, sortit le 19 septembre de l'hôpital pour reprendre ses travaux.

Montluel, le 13 novembre 1853. (*Signé :* Monvenoux.)

130e OBSERVATION.

Claude Pécou, de Montluel, journalier, est arrivé jusqu'à cinquante-trois ans sans jamais avoir été atteint de la fièvre *intermittente*, quoique exposé bien souvent aux influences paludéennes. Le 5 septembre, il ressent dans la matinée un frisson d'une heure environ, suivi d'une chaleur interne, de céphalalgie, d'une soif vive et d'une transpiration prolongée jusqu'au lendemain matin. La journée du 6 se passe sans fièvre, le 7; et le 9, Pécou la reprend comme le 5. Dans l'après-midi du 9, je le vois pour la première fois; l'accès est violent, mais cependant sans complication et sans aucun symptôme pernicieux. J'engage le malade à entrer à l'hôpital.

Dans la journée, je lui fais prendre huit pilules du docteur Halmagrand, et l'accès du 11 ne revient plus. Le 12, par précaution, je redonne trois pilules, et la fièvre ne reparaît plus.

Deux ou trois jours après, il se montre aux jambes un œdème qui se dissipe rapidement au moyen de la tisane d'asperges, avec addition de sirop des cinq racines.

Ce malade quitta l'hôpital le 22 septembre; il m'a été facile de m'assurer qu'il avait continué d'aller de mieux en mieux et que la fièvre n'avait pas récidivé.

Montluel, le 13 novembre 1853. (*Signé :* Monvenoux.)

131e OBSERVATION.

Le 17 septembre, Jomard, de Montellier (Ain), vient me consulter pour sa femme qui, tous les deux jours, à la même heure, prend la fièvre par des frissons suivis de chaleur et de sueur, d'un grand mal de tête et d'une soif intense. La femme Jomard a trente-cinq ans et se porte ordinairement bien; je remets pour elle à son mari six pilules du docteur Halmagrand, avec la recommandation de les faire prendre huit heures avant l'accès. Trois jours après, j'apprends que malgré les pilules, la fièvre est revenue, mais avec un retard de deux heures. Plein d'espoir dans un second essai, je remets huit autres pilules pour être prises dans la journée apyrétique; elles réussirent parfaitement. J'ai vu depuis la femme Jomard, et la fièvre n'a pas récidivé.

Montluel, le 13 novembre 1853. (*Signé :* Monvenoux.)

132e OBSERVATION.

Louis Desvignes, de Tramayes (Ain), entre à l'hôpital de Montluel le 17 septembre, pour une fievre *quarte* dont il est atteint depuis trois semaines. Agé de vingt-deux ans, il n'avait pas encore eu la fièvre *intermittente*. Celle qu'il vient de contracter est franche, bien légitime et sans complication. La veille de l'accès, je donne huit pilules au malade, et la fièvre ne revient pas. Parfaitement guéri, Desvignes quitta l'hôpital le 27 septembre.

Montluel, le 14 novembre 1853. (*Signé :* Monvenoux.)

133e OBSERVATION.

L'enfant Guillet, de Romanèche (Ain), âgé de cinq ans, avait depuis une huitaine une fièvre *tierce légitime* et sans complication, contre laquelle je donne, le 22 septembre, deux pilules du docteur Halmagrand; l'enfant les prit délayées dans un peu d'eau sucrée, et l'accès ne revint pas.

Je le croyais tout à fait guéri, lorsque, vers le 3 ou 4 octobre, la fièvre reparut avec le même type. Cette fois je donnai trois pilules, et depuis lors, j'ai pu m'en assurer, la fièvre n'est pas revenue.

Montluel, le 3 novembre 1853. (*Signé :* Monvenoux.)

134e OBSERVATION.

Mme Constance Bon, de Montluel, âgée de vingt-cinq ans, d'un tempérament nerveux-lymphatique, est atteinte depuis plusieurs jours d'une névralgie maxillaire qui, chaque jour, revient périodiquement à deux heures de l'après-midi, sans frisson et sans réaction générale, et se prolonge jusque dans la nuit. Le 25 septembre, dans la matinée, Mme Bon vint me consulter. A ce moment elle ne souffre pas du tout; mais il est dix heures, et craignant de ne pas avoir assez de temps pour donner l'anti-périodique d'une manière efficace, j'en ajourne l'administration jusqu'au lendemain matin. La fièvre *larvée* étant revenue ce jour-là (25) comme à l'ordinaire, je donne huit pilules du docteur Halmagrand à Mme Bon le 26, avant huit heures du matin.

Depuis lors, l'accès n'est pas revenu.

Montluel, le 14 novembre 1853. (*Signé :* Monvenoux.)

135e OBSERVATION.

Mme Richard, de Raynort (Ain), âgée de vingt-quatre ans, d'un tempérament nerveux-lymphatique, accouche naturellement d'un premier enfant le 30 septembre. Le 2 octobre, à neuf heures du matin, elle éprouve un frisson bientôt suivi de chaleur, de céphalalgie et de sueur. Pour tout le monde, c'est la fièvre de lait. La nuit est mauvaise; le lendemain la malade se trouve mieux, et l'on est bien loin de s'attendre à un accès pour le 4; cependant il arrive comme le 2, dans la matinée, par un frisson suivi de chaleur, d'un violent mal de tête, et le calme ne reparaît que dans la matinée du 5. Le 6 l'accès revient comme le 2 et le 4; la journée du 7 se passe encore sans accès, mais il revient le 8, comme précédemment. C'est alors que la famille, concevant des inquiétudes, me fait appeler auprès de la malade, dans l'après-midi, au sortir de l'accès; le visage a une teinte jaune terreuse; la peau est brûlante et sèche, la langue humide, l'abdomen ballonné et douloureux à la pression. Les lochies n'ont pas cessé de couler; les seins ont peu de lait. Des lavements laxatifs avaient provoqué quelques selles diarrhéiques. La malade a de la céphalalgie, et le pouls assez plein bat cent vingt.

J'ai d'abord la pensée d'une fièvre grave; mais un peu rassuré par cette périodicité à type *tierce,* je me borne à prescrire quelques calmants sans importance, en annonçant ma visite pour le lendemain. Je revois donc la malade le 9, à onze heures; la nuit avait été très-mauvaise, et la jeune femme l'avait même passée presque entièrement dans le délire; le calme n'était revenu que sur les deux ou trois heures du matin. La céphalalgie et les douleurs abdominales ont presque cessé; le teint paraît éclairci; la peau, de sèche et brûlante qu'elle était hier, est devenue humide et souple; le pouls ne bat plus que quatre-vingt-cinq.

Évidemment, j'ai affaire à une fièvre *intermittente tierce*, et le fébrifuge est indiqué. En conséquence, je donne six pilules du docteur Halmagrand dans l'après-midi, et trois dans la nuit, avant trois heures. Je vois la malade le 10; l'accès a complètement manqué; elle se trouve bien, et le pouls est descendu à soixante-dix-huit; le 13 il n'y eut pas non plus d'accès. Le mieux a continué; la guérison a même marché rapidement, et aujourd'hui Mme Richard va tout à fait bien.

Montluel, le 14 novembre 1853. (*Signé :* Monvenoux.)

136e OBSERVATION.

Louis Débise, berger à Cordieux (Ain), âgé de quatorze ans, entre à l'hôpital de Montluel le 9 octobre, pour une fièvre *intermittente quotidienne* dont il est atteint depuis quelques jours. Le 10 octobre, à huit heures du matin, le pouls bat quatre-vingt-douze, la peau est brûlante et en sueur; il existe de la céphalalgie, de la diarrhée et quelques douleurs abdominales; la langue est humide, sans enduit saburral. A une heure de l'après-midi, le jeune malade ressent, comme à l'ordinaire, un frisson général d'une demi-heure, remplacé par une chaleur âcre, une grande agitation et une soif vive qui ne cessent qu'avec la transpiration.

A six heures le pouls bat cent vingt-cinq; le 11 au matin, le malade se trouve mieux, et l'accès reparaît encore à une heure de l'après-midi, comme la veille. Le 12 et le 13, mêmes phénomènes. Depuis son entrée à l'hôpital jusqu'au 14, Débise est soumis aux délayants : tisane de riz, cataplasmes, lavements de guimauve. Les coliques disparaissent, et la diarrhée est sensiblement modifiée. De six à huit heures du matin, le 14, le malade prend neuf pilules du docteur Halmagrand, et l'accès de l'après-midi ne revient pas. Le pouls se maintient de quatre-vingt-dix à quatre-vingt-quinze dans la soirée, et le 15 au matin il bat soixante-quinze. Pour plus de sûreté, je redonne ce jour-là trois pilules.

Le fébrifuge n'augmente pas la diarrhée ; l'appétit revient bien vite; je le modère à cause des symptômes abdominaux. Le malade quitte l'hôpital le 23 octobre, pour reprendre la garde de son troupeau.

Montluel, le 15 novembre 1853. (*Signé :* Monvenoux.)

137e OBSERVATION.

Mollard, de Romanèche (Ain), âgé de cinquante-trois ans, d'un tempérament sanguin-bilieux, n'ayant jamais eu de fièvre *intermittente*, vient me consulter le 6 octobre pour une fièvre *quotidienne* qu'il a contractée depuis une huitaine. Il est dans l'apyrexie, ne présente rien de remarquable du côté des voies digestives, ni du côté de la rate. L'accès revient chaque soir sur les cinq à six heures, par un léger frisson, et se termine dans la nuit par une sueur assez abondante.

Voulant agir plus sûrement chez ce malade, bien désireux, à cause de ses affaires, de voir sa fièvre coupée dès la première fois, je lui fais prendre immédiatement dans la matinée dix pilules du docteur Halmagrand; le lendemain il est venu me dire que depuis les pilules il n'avait pas repris d'accès et qu'il se portait très-bien.

Montluel, le 15 novembre 1853. (*Signé :* Monvenoux.)

138e OBSERVATION.

Jean Brussin, domestique à Montluel, âgé de dix-neuf ans, d'un tempérament sanguin-lymphatique, habituellement d'une bonne santé et n'ayant jamais eu la fièvre *intermittente*, entre à l'hôpital le 14 octobre pour une fièvre *quotidienne*. Depuis une huitaine, toutes les nuits, à deux ou trois heures, il ressent aux pieds un léger froid auquel succède bientôt une grande chaleur, un peu de mal de tête, et puis une sueur assez abondante qui se prolonge jusque dans le milieu du jour. Dans l'après-midi le malade se trouve bien et demande des aliments ; du reste, pas de complications. Le 16 au soir, c'est-à-dire dans le moment apyrétique, je donne six pilules du docteur Halmagrand; l'accès du 17 ne revient pas, et les jours suivants se passent aussi sans fièvre. Brussin, parfaitement guéri, quitta l'hôpital le 24 octobre.

Montluel, le 15 novembre 1853. (*Signé :* Monvenoux.)

139e OBSERVATION.

Dans les premiers jours d'octobre, je donnai mes soins à la femme Masset, de Montellier (Ain), pour une pneumonie grave dont la résolution s'opéra cependant vers le douzième jour. La malade était en bonne convalescence, et j'avais cessé mes visites, lorsque le 25 octobre je fus appelé pour une fièvre *tierce* dont elle tenait le troisième accès.

Précédée par un frisson général, la chaleur était établie intense avec soif et céphalalgie. La peau était sèche, et le pouls battait cent deux. Il n'y avait rien du côté de la poitrine, et la respiration se faisait dans les deux poumons. La malade accusait une légère douleur vers la rate, qui cependant n'était pas tuméfiée. Le lendemain 26, j'eus des nouvelles : la sueur s'était établie la nuit, comme à l'ordinaire, et l'accès était entièrement tombé. Il ne me restait que cinq pilules du docteur Halmagrand; la malade les prit dans la soirée du 26, et la fièvre ne revint pas.

Montluel, le 15 novembre 1853. (*Signé :* Monvenoux.)

Monsieur et très-honoré confrère,

Monsieur M*** m'ayant dit que vous étiez pressé de recevoir les observations que j'aurais à vous adresser, je n'attendrai pas d'avoir épuisé mes dernières pilules.

Depuis le commencement d'avril jusqu'à présent, j'ai employé votre fébrifuge chez vingt et un malades, et, comme vous le verrez par les observations ci-jointes, il a réussi dans dix-huit cas. Les guérisons comme les insuccès ont été entourés des mêmes soins et des mêmes précautions pour arriver à la vérité. Car ce n'est pas seulement, mon cher confrère, parce que je suis désireux de vous voir réussir dans votre œuvre que je poursuis la tâche que vous m'avez fait l'honneur de me confier : c'est encore dans l'intérêt de la science et de l'humanité. *A mes yeux, votre fébrifuge est un heureux médica-*

ment, presque aussi sûr que le sulfate de quinine, que l'on peut employer dans toutes les circonstances, *et qui doit toujours être préféré à ce dernier* chez les enfants, les personnes nerveuses et délicates, et surtout quand les voies gastro-intestinales ne sont pas en bon état. Je n'ai pas vu un seul malade fatigué de l'administration de vos pilules, qui m'ont rendu de véritables services dans certains cas où le sulfate de quinine, *tout en coupant la fièvre, aurait certainement compromis la santé de mes malades.*

Je ne me laisse pas entraîner par l'attrait d'une nouveauté; non, je ne me passionne pas; mais puis-je ne pas voir quand j'ai sous les yeux et que je regarde?

La fièvre intermittente est sans contredit une des maladies les plus faciles à diagnostiquer. Elle se présente ; on lui oppose votre médicament, et elle cesse. Ces faits sont trop matériels, et pas n'est besoin d'entrer dans de nouveaux détails et de plus longs éclaircissements pour prouver que *vos pilules sont un excellent fébrifuge.*

Une autre considération des plus importantes, c'est que *les guérisons obtenues par vos pilules sont plus durables que par le sulfate de quinine,* lequel, trop souvent, ne peut empêcher ces récidives qui font le désespoir du malade et du médecin.

Voici bientôt les fièvres d'automne; je continuerai mes observations si vous le désirez. Il me reste encore à peu près une demi-boîte de pilules; vous feriez bien, je crois, de ne pas trop tarder à m'en envoyer.

J'oubliais de vous dire qu'il est très-difficile d'étudier l'action de votre fébrifuge sur la rate : les malades, une fois guéris, nous échappent ou ne veulent pas se soumettre à un traitement dont ils ne sentent pas la nécessité.

Agréez, Monsieur, l'assurance de la considération très-distinguée de votre tout dévoué confrère.

Montluel, le 28 juin 1854. (*Signé :* Monvenoux.)

140e OBSERVATION.

La femme Vital, de Tramoges (Ain), âgée de cinquante-cinq ans, et ayant eu des enfants, est atteinte depuis longtemps d'une maladie du cœur, qui jusqu'alors ne l'a pas empêchée de vaquer à ses occupations.

Depuis plus d'un mois, elle avait contracté une fièvre *intermittente tierce* avec complication d'une légère diarrhée. L'affection du cœur n'ayant aucun rapport avec la fièvre *intermittente*, je n'avais pas à m'en occuper. Aussi, apres avoir combattu la diarrhée par les tisanes de riz gommées, le cachou, les lavements d'amidon, je fis prendre prendre sept pilules du docteur Halmagrand, le 4 avril dernier, veille de l'accès, et la fièvre n'est pas revenue depuis.

Montluel, le 24 juin 1854. (*Signé :* Monvenoux.)

141e OBSERVATION.

Grandjean, de Tramoges (Ain), âgé de quarante-huit ans, d'un tempérament sanguin, et n'ayant jamais eu la fièvre *intermittente*, fut atteint dans les premiers jours d'avril d'une fièvre *tierce légitime* et sans complication. Le 10, jour apyrétique, je lui fis prendre neuf pilules du docteur Halmagrand ; le lendemain l'accès fut retardé de trois heures et beaucoup moindre que les précédents ; je donnai de nouveau six pilules, et depuis cette époque le malade n'a pas eu de récidive.

Montluel, le 24 juin 1854. (*Signé :* Monvenoux.)

142e OBSERVATION.

Marie Gaz, de Montluel (Ain), âgée de onze ans, avait depuis une quinzaine une fièvre *quotidienne* bien franche et sans complication. Le 20 avril dernier, je lui donnai quatre pilules du docteur Halmagrand, huit heures avant l'accès. Il manqua, ainsi que les jours suivants. J'ai revu cette jeune fille fort souvent depuis lors, et je suis certain qu'elle n'a pas eu de récidive.

Montluel, le 24 juin 1854. (*Signé :* Monvenoux.)

143e OBSERVATION.

La domestique de M. le curé de Cordieux (Ain) avait eu quelques acces de fièvre *tierce*. Son maître, homme d'intelligence et bien habitué du reste à voir la fièvre, qui trop souvent rend visite à ses paroissiens, vint m'expliquer la position de sa malade, pensant que je prescrirais du sulfate de quinine. J'offris les pilules du docteur Halmagrand ; quelques jours après, j'apprenais de cet ecclésiastique que les pilules avaient parfaitement réussi à couper la fièvre.

Montluel, le 24 juin 1854. (*Signé* : Monvenoux.)

144e OBSERVATION.

Jean Bertholon, ouvrier veloutier à Balan (Ain), âgé de vingt ans, avait depuis neuf mois une fièvre *intermittente*, qui avait déterminé un engorgement splénique. Tour à tour *quotidienne*, *tierce* ou *quarte*, elle guérissait chaque fois qu'on lui opposait le sulfate de quinine, mais la récidive se montrait toujours au bout de quinze jours ou de trois semaines ; en employant même le sel de quinine à doses fractionnées pendant la nuit, avant l'époque présumée du retour de la fièvre, je ne parvins pas à empêcher la récidive. Le 14 avril, veille de l'accès (alors la fièvre était *quarte*), je fis prendre au malade huit pilules du docteur Halmagrand, et le lendemain il ne ressentit pas la moindre fièvre, pas le plus petit malaise.

Je sais d'une manière certaine que le jeune Bertholon n'a pas eu de récidive depuis cette époque.

Cette observation me paraît des plus intéressantes. En effet, il y a deux mois et demi bientôt que la fièvre n'est revenue, *et jamais avec le sulfate de quinine elle n'est restée un mois sans reparaître.*

Quant à l'engorgement de la rate, il ne m'a pas été possible de donner suite à mon observation.

Montluel, le 24 juin 1854. (*Signé* : Monvenoux.)

145e OBSERVATION.

Augustine Madrat, de Montluel (Ain), âgée de six ans, d'un tempérament nervoso-sanguin, habituellement d'une bonne santé, avait depuis cinq jours une fièvre *quotidienne*, sans complication organique, mais accompagnée de délire et d'autres phénomènes nerveux sans gravité. Chaque soir, vers cinq heures, l'accès revenait par un frisson bien marqué. Je donnai trois pilules du docteur Halmagrand dans la matinée du 28 avril, et l'accès manqua.

Depuis cette époque, cette petite malade, que j'ai eu occasion de voir souvent, n'a pas repris la fièvre.

Montluel, le 24 juin 1854. (*Signé :* Monvenoux.)

146e OBSERVATION.

La femme Cruchon, de Sainte-Croix (Ain), âgée de trente ans, d'un tempérament lymphatique, ayant eu il y a quelques années une fièvre *intermittente* qui n'a laissé aucune trace de son passage, pas même vers la rate, était atteinte dans les premiers jours de mai d'une nouvelle fièvre à type *tierce*, exempte de complications. Cette malade avait eu trois accès ; huit pilules du docteur Halmagrand empêchèrent le quatrième, et depuis ce moment la fièvre n'a plus reparu.

Montluel, le 24 juin 1854. (*Signé :* Monvenoux.)

147e OBSERVATION.

La femme Netton, de la Boisse (Ain), âgée de quarante-cinq ans et d'un tempérament nerveux, entra à l'hôpital de Montluel pour une fièvre *tierce* compliquée d'une bronchite assez intense, le 4 mai. Après avoir combattu cette dernière maladie, la fièvre persistait toujours avec le même type ; le 13, je donnai sept pilules du docteur Halmagrand ; l'accès du 14 a manqué, et depuis, la malade allant toujours de mieux en mieux, a pu quitter l'hôpital le 19 du même mois.

Montluel, le 24 juin 1854. (*Signé :* Monvenoux.)

148e OBSERVATION.

Magrin, domicilié à Pisoy (Ain), âgé de vingt-huit ans et d'un tempérament bilioso-sanguin, entra à l'hôpital de Montluel le 5 mai pour une fièvre *tierce*. Déjà il a été atteint il y a huit ans d'une fièvre *intermittente*, qui n'a rien laissé du côté de la rate. Celle qui l'a amené à l'hôpital était sans complication et datait d'une quinzaine. Le 8, veille de l'accès, je donnai au malade sept pilules du docteur Halmagrand ; la fièvre ne revint pas, et cet homme quitta l'hôpital, parfaitement guéri, le 15 du même mois.

Montluel, le 24 juin 1854. (*Signé :* Monvenoux.)

149e OBSERVATION.

La femme Garnier, de Cordieux (Ain), âgée de vingt-trois ans, et n'ayant jamais eu la fièvre *intermittente*, entra à l'hôpital de Montluel, le 5 mai, pour une fièvre *tierce* dont elle était atteinte depuis une quinzaine. Le 8, jour de l'accès, elle prit six pilules du docteur Halmagrand huit heures avant le frisson ; l'accès revint le même jour et le lendemain. Le 10 se passa sans fièvre, ainsi que le 11 et le 12. Un nouvel accès reparut le 13. Lorsqu'il fut tombé, je donnai neuf pilules, et depuis lors la fièvre n'est pas revenue. La malade a quitté l'hôpital le 18 du même mois.

Montluel, le 24 juin 1854. (*Signé :* Monvenoux.)

150e OBSERVATION.

Pierre Bambaud, âgé de quatre-vingts ans, domicilié à Dagneux (Ain), entra à l'hôpital de Montluel, le 15 mai 1854, pour une fièvre *tierce* dont il était atteint depuis près de six mois. Cependant rien du côté de la rate. La fièvre était sans complication ; je donnai sept pilules le 19 mai, jour apyrétique ; l'accès revint le lendemain. Le 21, je redonnai neuf pilules ; l'accès revint encore le lendemain, mais moins fort et deux heures plus tard. J'attendis en m'abstenant de toutes médications, et la fièvre ne reparut plus. Aujourd'hui cet homme est encore à l'hôpital pour un œdème des membres inférieurs ; mais depuis le 22 mai il n'a pas eu la moindre récidive d'une fièvre qu'il avait gardée plusieurs mois.

Montluel, le 28 juin 1854. (*Signé :* Monvenoux.)

151e OBSERVATION.

Eucher Dartige, domicilié à Montluel, âgé de vingt-huit ans et d'un tempérament bilioso-nerveux, entra à l'hôpital de Montluel, le 20 mai, pour une fièvre *quotidienne* qu'il avait depuis quatre jours. Je lui fis prendre sept pilules; l'accès revint le lendemain comme précédemment; je redonnai trois pilules, et néanmoins la fièvre reparut le 22, mais deux heures plus tard. Je fis pour ce malade comme j'avais fait pour Bambaud : j'attendis en m'abstenant de toutes médications. Depuis le 22, la fièvre n'est pas revenue, et le 26 du même mois, Dartige quitta l'hôpital parfaitement guéri.

Montluel, le 28 juin 1854. (*Signé* : Monvenoux.)

152e OBSERVATION.

Sarra Cotton, âgée de sept ans, d'un tempérament nervoso-lymphatique, est l'enfant d'un négociant de Lyon qui l'envoie, chaque année, passer l'été à la campagne. En 1853, cette petite avait eu une fièvre *intermittente*, qui fut guérie par le sulfate de quinine. Vers le milieu du mois de mai dernier, la fièvre reparut, affectant le type *quotidien*. Je fis prendre trois pilules du docteur Halmagrand huit heures avant l'accès. Il ne revint pas, et depuis cette jeune enfant n'a pas cessé d'être en bonne santé.

Montluel, le 24 juin 1854. (*Signé* : Monvenoux.)

153e OBSERVATION.

La femme Chabert, de la Boisse (Ain), âgée de vingt-huit ans, d'un tempérament nervoso-sanguin, contracta pour la première fois une fièvre *intermittente quotidienne*, le 27 mai dernier. Chaque matin, vers les trois heures, l'accès s'annonçait par un frisson suivi de chaleur et d'une sueur abondante qui se terminait dans la journée. La fièvre était accompagnée de gastralgie (maladie dont la femme Chabert est souvent atteinte). Après le quatrième accès, je donnai six pilules : l'accès du lendemain fut presque nul ; j'en donnai encore six, et la fièvre depuis lors n'a pas reparu.

Les phénomènes gastralgiques ne furent pas augmentés par l'administration du fébrifuge.

Dans cette circonstance, il n'eût pas été prudent de donner le sulfate de quinine par la voie de l'estomac.

Montluel, le 24 juin 1854. (*Signé* : Monvenoux.)

154e OBSERVATION.

Claude Durhône, de Thil (Ain), d'un tempérament sanguin-lymphatique, âgé de quarante-cinq ans et jouissant habituellement d'une bonne santé, contracta vers la fin de mai dernier une rougeole pour laquelle il me fit appeler. Le 28, malgré l'âge du sujet, l'éruption rubéolique se faisait bien, sans complication organique. Le 29, mon malade était dans un état tout à fait rassurant. Le 30 au matin, j'eus de bonnes nouvelles; mais grande fut ma surprise quand on vint me chercher le 31, en m'annonçant que le malade avait failli mourir pendant la nuit. Je le trouvai sans fièvre, mais dans un grand état de faiblesse. Le 30, vers les trois heures de l'après-midi, il avait éprouvé un frisson, suivi bientôt d'une forte fièvre accompagnée de fréquentes syncopes, de coliques et de diarrhées. L'avant-veille, le malade avait ressenti à la même heure un frisson, suivi aussi d'une fièvre intense avec quelques maux de cœur, mais sans diarrhée ni syncope. L'éruption avait suivi une marche toute naturelle.

Devais-je considérer des symptômes aussi graves comme le résultat de la diarrhée critique de la rougeole? J'ai cru et je crois encore qu'il y avait plus. Reprenons :

Le 28, à trois heures du soir, un accès fébrile annoncé par un frisson; le 29, rien; le 30, vers les trois heures, comme le 28, un accès annoncé aussi par un frisson et se traduisant par des symptômes vraiment inquiétants. Il me semblait qu'il y avait quelque chose des fièvres *pernicieuses*. En employant le sulfate de quinine, j'aurais craint d'augmenter l'intensité de la gastro-entérite. J'eus recours aux pilules du docteur Halmagrand, et le 31, j'en fis prendre neuf au malade. L'accès ne revint pas le lendemain. La convalescence ne fut pas longue, et le malade va tout à fait mieux maintenant.

Montluel, le 24 juin 1854. (*Signé* : Monvenoux.)

155e OBSERVATION.

Claudine Gaz, de Montluel (Ain), âgée de trente-huit ans, d'un tempérament sanguin-nerveux, mariée et ayant eu trois enfants, est affectée d'un engorgement du col utérin et très-sujette aux névralgies. Jamais, jusqu'alors, cette maladie, pour laquelle je lui ai souvent donné des soins, n'avait pris un caractère de périodicité.

Le 4 juin, la femme Gaz me fit appeler pour calmer ses douleurs qui avaient reparu. Je m'assurai que j'avais affaire à une névralgie *temporo-maxillaire*, revenant périodiquement chaque soir, vers les six heures, et se terminant à trois heures du matin. La malade avait eu déjà quatre accès bien marqués ; je lui donnai sept pilules dans la matinée du 5. L'accès manqua, et la nuit fut très-bonne. Le 6 et le 7, la fièvre larvée reparut à la même heure que précédemment ; le 8 au matin, je redonnai neuf pilules du docteur Halmagrand, et depuis ce moment la névralgie a tout à fait cessé.

Montluel, le 24 juin 1854. (*Signé* : Monvenoux.)

156e OBSERVATION.

Joseph Madrat, de Montluel (Ain), âgé de trois ans, avait depuis une quinzaine une fièvre *tierce*, en même temps qu'une coqueluche des plus opiniâtres. Tout en combattant cette dernière maladie, je ne devais pas non plus négliger l'affection périodique. Celle-ci s'annonçait tous les deux jours par un frisson très-prononcé, suivi de chaleur et d'une abondante transpiration.

Le 14 juin, jour apyrétique, je fis prendre à l'enfant trois pilules du docteur Halmagrand. Les 15 et 17, il eut encore un léger mouvement fébrile aux mêmes heures, mais sans frisson ni sueur. Depuis lors la fièvre n'a pas reparu.

Le fébrifuge a été sans action sur la coqueluche.

Montluel, le 24 juin 1854. (*Signé* : Monvenoux.)

157e OBSERVATION.

Schelauche, domicilié à Dagneux (Ain), âgé de trente-huit ans, entra à l'hôpital de Montluel le 23 juin, pour une fièvre *quotidienne* datant de huit jours. Il prit sept pilules du docteur Halmagrand le 24 au matin. L'accès qui devait venir le soir manqua complètement. Les jours suivants se passèrent sans fièvre, et le malade a pu quitter l'hôpital aujourd'hui.

Montluel, le 24 juin 1854. (*Signé* : Monvenoux.)

Monsieur et très-honoré confrère,

Aujourd'hui encore, je vous *ferai compliment de vos pilules*. Depuis les dernières observations, c'est-à-dire *depuis un an bientôt, j'ai continué à les employer avec un véritable succès*. N'étant pas à même de vous donner les observations détaillées de mes malades, je ne ferai, pour ainsi dire que les citer, uniquement pour constater un fait. Je ne vous en signale que vingt-huit, bien qu'ayant donné vos pilules à un plus grand nombre ; mais il en est plusieurs qui viennent me consulter et que je ne revois plus ensuite, malgré leurs promesses de me faire connaître le résultat du médicament. Si je n'ai pas tout à fait la certitude de la guérison de ces malades, j'ai bien des raisons pour y croire, *car il est rare que votre fébrifuge me fasse défaut*.

Si vous avez encore, Monsieur et cher confrère, besoin de mon faible concours, je suis tout entier à votre disposition; seulement envoyez-moi pas mal de pilules.

Agréez, etc.

Montluel, le 8 juin 1855. (*Signé*: Monvenoux.)

158e OBSERVATION.

La femme Martin, entrée le 10 juillet 1854 à l'hôpital de Montluel pour une fièvre *tierce*, prend six pilules le 11 ; l'accès du 12 est moins fort ; le 13, la malade reprend quatre pilules, et l'accès du 14 manque. La femme Martin sort de l'hôpital le 17, parfaitement guérie.

159e OBSERVATION.

Thomas entre à l'hôpital pour une fièvre *quotidienne*; le 21 juillet il prend dix pilules et sort le 26, parfaitement guéri.

160e OBSERVATION.

Marchand entre à l'hôpital le 2 juillet pour une fièvre *tierce;* il prend huit pilules, et la fièvre n'étant pas revenue, il put sortir le 14 août.

161e OBSERVATION.

Bounier entre à l'hôpital pour une fièvre *quarte* le 26 septembre; sept premières pilules n'ont fait que retarder et amoindrir l'accès, et sept autres pilules ont fait disparaître la fièvre.

162e OBSERVATION.

Paul François entre à l'hôpital le 20 décembre avec une fièvre *quotidienne;* d'abord huit pilules, mais retour de l'accès; le lendemain, huit pilules encore, et alors guérison. Le malade sort le 28 du même mois.

163e OBSERVATION.

Bousset entre à l'hôpital le 30 décembre avec une fièvre *quotidienne;* il prend neuf pilules après l'accès du 2 janvier, et la fièvre disparaît. Ce malade sort tout à fait guéri le 7 janvier.

164e OBSERVATION.

Pafond entre à l'hôpital le 21 mars 1855, pour une névralgie *périodique quotidienne;* il prend neuf pilules après l'accès du 22 et jusqu'au 25, jour de sa sortie de l'hôpital. Ce malade ne ressentit plus sa douleur.

165e OBSERVATION.

Marie Faure, de Niévroz, âgée de onze ans: fièvre *tierce;* sept pilules le 16 juillet 1854; guérison.

166e OBSERVATION.

Marie Messet, de Montellier, âgée de neuf ans: fièvre *tierce;* six pilules le 20 juillet 1854; guérison.

167e OBSERVATION.

Renaud, cultivateur à Sainte-Croix, quarante-huit ans : fièvre *quotidienne ;* neuf pilules le 25 juillet ; guérison.

168e OBSERVATION.

La femme Charoit, de Montluel, cinquante-deux ans : fièvre *tierce ;* le 25 juillet, neuf pilules ; guérison.

169e OBSERVATION.

Foncelas, de Tramoyes, quatorze ans : fièvre *tierce ;* huit pilules le 29 août ; guérison.

170e OBSERVATION.

André de Benoyst, soixante ans : névralgie *faciale périodique quotidienne ;* dix pilules le 29 août ; guérison.

171e OBSERVATION.

Bonamant, domestique à la Saulsaie : fièvre *quotidienne ;* le 1er septembre, neuf pilules ; guérison.

172e OBSERVATION.

Gambin, domestique à la Saulsaie : fièvre *tierce ;* huit pilules le 1er septembre ; guérison.

173e OBSERVATION.

Favre, cultivateur à Niévroz : fièvre *tierce ;* neuf pilules le 27 septembre ; guérison.

174e OBSERVATION.

La veuve Renaud, de Montluel, quarante ans : gastralgie *périodique ;* dix pilules le 3 septembre ; guérison.

175e OBSERVATION.

Antoine Favre, de Niévroz : fièvre *tierce ;* le 5 septembre, neuf pilules ; guérison.

176e OBSERVATION.

Bony, veloutier à Montluel, quarante-cinq ans : névralgie *périodique quotidienne ;* dix pilules le 5 septembre, l'accès est retardé ; dix autres pilules le 5 septembre, l'accès est retardé ; dix autres pilules, guérison.

177e OBSERVATION.

Racort, cultivateur à Bressalles, trente-huit ans : fièvre *quotidienne ;* dix pilules le 5 septembre ; guérison.

178e OBSERVATION.

Sernet, journalier à Baland, quarante-trois ans ; fièvre *tierce ;* neuf pilules le 10 septembre ; guérison.

179e OBSERVATION.

Un ouvrier du chemin de fer de Lyon à Genève : fièvre *tierce ;* le 10 septembre, huit pilules ; guérison.

180e OBSERVATION.

Pérard, journalier à Montluel, quarante-huit ans : fièvre *quarte ;* le 5 octobre, dix pilules ; guérison.

181e OBSERVATION.

Gauthier, cultivateur à Sainte-Croix, quarante ans : fièvre *quotidienne ;* le 12 octobre, neuf pilules ; guérison.

182e OBSERVATION.

La femme Gauthier, trente-trois ans : fièvre *quotidienne ;* le 12 octobre, huit pilules ; guérison.

183e OBSERVATION.

La femme Damiron, de Sainte-Croix, vingt-neuf ans : fièvre *tierce* ; le 29 octobre, neuf pilules ; guérison.

184e OBSERVATION.

La fille Damiron, neuf ans : fièvre *tierce ;* le 27 octobre, six pilules ; guérison.

185e OBSERVATION.

Clerc, cordonnier à Dagneux, quarante ans : fièvre *tierce ;* le 5 février 1845, neuf pilules ; guérison.

Montluel, le 8 juin 1855. (*Signé* : Monvenoux.)

Monsieur et très-honoré confrère,

En réponse à votre lettre en date du 20 courant, j'ai l'honneur de vous faire connaître les résultats que j'ai obtenus par votre fébrifuge pendant l'année 1856. Je l'ai administré à vingt-deux malades sur lesquels j'ai eu quinze succès et sept insuccès, proportion moins favorable à votre médicament que celle fournie par nos observations antérieures ; je vous signalerai plus bas la cause probable de cette différence. Parmi les insuccès, je compte trois fièvres tierces, trois quotidiennes et une quarte.

Parmi les succès, neuf quotidiennes et six tierces. Sur la fin de l'été et *pendant l'automne de 1856, la fièvre intermittente dans notre contrée était tellement tenace, qu'il me fallait doubler les quantités de sulfate de quinine, et dans certains cas y revenir plusieurs fois, pour couper des accès que nous enlevons toujours d'emblée et avec une dose ordinaire*. Depuis bientôt quatorze ans que j'exerce la médecine à Montluel, où chaque année je vois un grand nombre de fiévreux, je n'avais pas encore rencontré une pareille résistance. *J'hésitais alors à donner votre fébrifuge, ou bien, dans la crainte de lasser la patience des malades, je le cessais trop tôt pour recourir au sel de quinine.* Ces difficultés vous expliquent le petit nombre de nos succès, et *cependant cette proportion est peut-être un beau résultat, vu les circonstances exceptionnelles dans lesquelles nous avons employé votre fébrifuge.*

Je continuerai, mon cher confrère, l'usage de votre sel, que *je regarde comme un bon anti-périodique*, et plus tard je vous informerai de mes résultats.

Recevez, Monsieur et cher confrère, la nouvelle assurance de toute mon estime et de mon entier dévoûment.

Montluel, le 23 avril 1857. (*Signé* : Monvenoux.)

OBSERVATIONS DE M. LE DOCTEUR MONVENOUX

Sur l'administration de la salicine SEULE.

Malades traités avec succès par la salicine.

1° Claude Imbardis, âgé de douze ans, de Montluel, était atteint depuis cinq jours d'une fièvre *quotidienne,* pour laquelle je lui donnai, le 22 août 1855, 0,80 de salicine à la fin de l'accès ; l'accès ne revint pas.

2° Claude Chanaz, âgé de trente-trois ans, en convalescence d'une pneumonie à l'hôpital de Montluel, fut atteint d'une névralgie *périodique temporo-faciale.* L'accès était quotidien et s'était reproduit quatre fois. A la fin du quatrième accès, le 21 août 1855, je donnai 1,00 de salicine, et la névralgie ne revint pas.

3° N. domestique à Saint-Marcel (Ain), avait depuis une quinzaine une fièvre *tierce;* je lui donnai six pilules de 0,20 chacune de salicine, et la fièvre ne revint pas.

4o La petite fille Drogue, de Dagneux (Ain), âgée de six ans, atteinte d'une fièvre *quotidienne,* prit 0,40 de salicine qui suffirent pour amener la guérison.

5o La petite fille Rousset, de Dagneux (Ain), âgée de trois ans, avait depuis plusieurs jours une fièvre *quotidienne*, qui fut guérie avec 0,40 de salicine.

6o Pierre Christin, de Tramoze (Ain), âgé de seize ans, entré à l'hôpital de Montluel le 22 août pour une fièvre *quarte*, en fut guéri en prenant à la fin de l'accès 0,80 de salicine.

7o Joseph Lancermin, à Romanèche (Ain), âgé de quarante ans, entré à l'hôpital le 23 août pour une fièvre *quotidienne*, en fut guéri avec 1,00 de salicine qu'il prit à la fin de l'accès.

8o Claude Lacroix, de Montluel, âgé de vingt ans, atteint depuis quinze jours d'une fièvre *quarte,* entré à l'hôpital le 24 août. A la fin de l'accès, il prit 0,80 de salicine; le lendemain l'accès fut moins fort; je lui redonnai 0,80 du même fébrifuge, et la fièvre ne revint pas.

9o Guillaume Girail, de Belligneux (Ain), âgé de treize ans, entré à l'hôpital le 27 août pour une fièvre *tierce,* en fut guéri en prenant la veille de l'accès 0,60 de salicine.

10o Marie Giraire, du Bourg Saint-Christophe (Ain), âgée de cinquante-deux ans, entrée à l'hôpital le 5 décembre pour une fièvre *quarte,* prit 1,00 de salicine qui amena la guérison.

11o La femme Cottin, de Montluel, âgée de trente ans, entra à l'hôpital le 23 décembre pour une fièvre *quotidienne*; elle prit 0,80 de salicine, et la fièvre ne revint pas.

Malades traités sans succès par la salicine.

1o Marie Rallin, âgée de vingt-six ans, domestique à Cordieux (Ain), entre à l'hôpital de Montluel pour une fièvre *quarte* dont elle avait eu plusieurs accès; le 22 août, veille de l'accès, je lui donne 1,00 de salicine, mais la fièvre revint le lendemain comme de coutume.

2o La petite fille Martenne, de Montluel, âgée de sept ans, était atteinte depuis quinze jours d'une fièvre *tierce*, pour laquelle je lui fis prendre 0,60 de salicine le 22 août, ce qui n'empêcha pas l'accès de revenir le lendemain; le 24, je lui donnai de nouveau 0,60 du même fébrifuge, et l'accès reparut encore.

3° André Rolland, de Montluel, âgé de quatorze ans, était atteint depuis huit jours d'une fièvre *quotidienne*, pour laquelle je lui fis prendre le 24 août, à la fin d'un accès, 0,80 de salicine, qui n'empêchèrent pas la fièvre de revenir.

4° Jean Romain, veloutier à Montluel, avait depuis quelques jours une fièvre *tierce* que je combattis sans succès avec 1,00 de salicine donné la veille de l'accès.

5° La femme Girard, de Niévran (Ain), âgée de quarante-deux ans, avait une fièvre *tierce;* je lui donnai 1,00 de salicine qui n'amena aucun changement dans sa position.

6° Alexandre Bririat, ouvrier au chemin de fer de Lyon à Genève, était atteint depuis dix jours d'une fièvre *tierce;* je lui donnai 1,00 de salicine la veille de l'accès, et la fièvre revint comme auparavant.

7° Benoist Délia, domestique à la Boisse (Ain), avait eu trois accès d'une fièvre *tierce,* pour laquelle je lui fis prendre, mais sans résultat, 1,00 de salicine la veille de l'accès.

8° Joseph Odat, de Montluel, âgé de quatorze ans, était atteint depuis six jours d'une fièvre *quotidienne;* je lui donnai, mais sans résultat, 0,80 de salicine à la fin du sixième accès.

9° Guillot, de Montluel, âgé de quinze ans, avait depuis une quinzaine une fièvre *quotidienne;* il prit 0,80 de salicine à la fin d'un accès, et la fièvre n'en fut nullement modifiée.

10° Claudin Guillot-Faucher, de Sainte-Croix (Ain), âgé de cinq ans, atteint depuis trois semaines d'une fièvre *quarte,* prit, sans résultat, 0,60 de salicine.

11° Tiodat, de Pons (Isère), âgé de onze ans, atteint d'une fièvre *quarte* depuis près d'un mois, prit 0,80 de salicine sans résultat.

12° André Gabillon, de Ballan (Ain), âgé de seize ans, entré à l'hôpital le 5 septembre 1855 pour une fièvre *quotidienne,* prit à la fin d'un accès 0,80 de salicine, qui n'amenèrent aucun changement dans la maladie.

13° Eugénie Débiale, de Sainte-Croix, âgée de vingt et un ans, entrée à l'hôpital le 29 août pour une fièvre *quarte,* prit 1,00 de salicine sans résultat à la fin d'un accès.

14° Marie Manillié, de Montluel, âgée de dix-neuf ans, entrée à l'hôpital le 14 septembre pour une fièvre *quarte*, prit, sans résultat, 1,00 de salicine à la fin d'un accès.

15° Pierre Guillot, de Montluel (Ain), âgé de trente-six ans, entré à l'hôpital le 5 décembre 1855 pour une fièvre *quarte*, prit 1,00 de salicine, et le lendemain l'accès revint comme de coutume.

16° Benoist Baronnier, de Romanèche, âgé de treize ans, entré à l'hôpital le 14 décembre 1855 pour une fièvre *tierce*, prit, sans résultat, 0,80 de salicine.

17° Jean Pouchon, ouvrier au chemin de fer de Lyon à Genève, âgé de cinquante ans, entré à l'hôpital le 1er janvier 1855 pour une fièvre *tierce*, prit la veille d'un accès 0,80 de salicine, et la fièvre continua.

18° Joseph Carron, de Montellier (Ain), âgé de vingt ans, entré le 13 janvier 1855 à l'hôpital pour une fièvre *quarte*; il prit, sans résultat, 1,00 de salicine la veille d'un accès.

19° Victor Sthal, ouvrier au chemin de fer, âgé de vingt ans, atteint d'une fièvre *quarte*, prit, la veille et l'avant-veille de l'accès, 0,80 de salicine, qui ne produisirent aucune amélioration dans son état.

Montluel, le 19 mars 1856. (*Signé* : Monvenoux.)

Ces expériences prouvent que la salicine ne réussit que *trente-six fois six dixièmes sur cent.*

OBSERVATIONS DE M. LAURENT NIVIÈRE,

FERMIER AU CERISIER, COMMUNE DE CORDIEUX, ET A ROMANÈCHE-LA-SAULSAIE, COMMUNE DE MONTLUEL (AIN),

Sur l'administration de la quinite.

186e OBSERVATION.

Femme Mallet, femme de basse-cour chez M. Révil, fermier de la Bervilière, communes de Montluel et de Saint-André de Corcy, trente-trois ans.

5 septembre 1854. — Frissons, chaleur, maux de tête.

6 septembre. — Cessation des premiers symptômes.

7 septembre. — La fièvre se déclare avec augmentation des symptômes du premier jour, à la même heure, c'est-à-dire à sept heures du matin.

8 septembre. — Intermittence dans la nuit; administration de neuf pilules de quinite de 0,20 chacune.

9 septembre. — A l'heure de la fièvre, aucun symptôme ne se manifeste; la journée se passe bien, et depuis, la fièvre n'a pas reparu.

187e OBSERVATION.

Joseph Chevallier, bouvier chez M. Révil, vingt-cinq ans.

1er septembre 1854. — Apparition des premiers symptômes fébriles à quatre heures du soir.

2 septembre. — Augmentation et régularisation de ces signes; la fièvre est bien caractérisée et devancée de deux heures.

3 septembre. — A midi, troisième accès.

4 septembre. — A dix heures, quatrième accès.

5 septembre. — A huit heures du matin, cinquième accès d'une fièvre bien caractérisée, avec froid intense, chaleur suivie de pesanteur de tête et prostration complète pendant deux ou trois heures; dans l'après-midi, administration de huit pilules.

6 septembre. — Il y a un mieux sensible à l'heure de l'accès, c'est-à-dire vers six heures du matin, en supposant qu'il dût être devancé comme les précédents. Mais à midi la fièvre revient avec ses périodes de froid et de chaleur. Depuis, le malade a voulu se traiter lui-même, d'après les conseils de quelques commères, et il a quitté la ferme de M. Révil, après avoir repris cinq accès ; je l'ai perdu de vue.

188e OBSERVATION.

Joseph Lerat, maître maçon à Cordieux (Ain).

3 septembre 1854. — A dix heures du matin, Joseph Lerat éprouve un refroidissement sous un soleil de 30° ; bientôt il tremble, et il quitte son chantier pour aller au lit, où la transpiration se manifeste, suivie de maux de tête et de nausées.

4 septembre. — Il reprend son travail.

5 septembre. — Nouvel accès de fièvre à la même heure que le 3 septembre.

6 septembre. — Cessation complète des symptômes fébriles.

7 septembre. — Nouvel accès aussi intense que les jours précédents et à la même heure ; le malade a perdu beaucoup de ses forces.

8 septembre. — Intermittence.

9 septembre. — Accès de fièvre.

10 septembre. — Joseph Lerat prend huit pilules dans la nuit : fièvre violente à dix heures du matin, éruption aux commissures des lèvres ; le lendemain tous les symptômes disparaissent, et depuis, la fièvre n'a point reparu.

189e OBSERVATION.

Femme Lerat, vingt-trois ans. — Cette femme, d'un tempérament lymphatique, née dans les montagnes, d'où elle est depuis deux ans seulement venue en Dombes, a pris, à la même époque et quelques jours avant son mari, la fièvre du pays, très-forte, très-bien caractérisée, avec accès séparés par un jour de mieux sensible dans le principe, d'affaiblissement sans fièvre ensuite, puis de grands maux de tête et de nausées dans les jours d'intermittence qui ont suivi le troisième accès.

Même traitement, huit pilules.

Très-fort accès le lendemain, et depuis guérison complète.

Ce fait de la réapparition de la fièvre après le traitement par les pilules de quinite s'est présenté plusieurs fois dans des cas où je n'ai pu en prendre note, et toujours avec aggravation des signes de l'accès. Le frisson devenait un vrai tremblement, et la chaleur qui suivait mettait le malade dans un état voisin du délire ; mais une fois ces signes propres de la fièvre passés, le mieux était sensible, et les malades recouvraient rapidement leurs forces, sans conserver cette langueur qui accompagne la convalescence de la fièvre de Dombes, et que les Bressaux appellent la *traîne*.

Je n'ai pas vu non plus récidiver la fièvre chez les individus guéris par la quinite, ce qui me porte à croire qu'elle a cet avantage sur tous les autres fébrifuges, de répandre dans le sang un élément préservatif, et, chose certaine, elle n'a dans aucun cas fatigué l'estomac des malades, inconvénient qui a fait si souvent renoncer au sulfate de quinine.

190e OBSERVATION.

Joseph Verrière, journalier à Cordieux, trente ans.

14 septembre 1854. — A six heures du matin, tremblements, chaleur, fièvre.

15 septembre. — Mieux.

16 septembre. — Accès à cinq heures du matin.

17 septembre. — Mieux ; huit pilules dans la soirée et dans la nuit.

18 septembre. — Retour de l'accès à quatre heures du matin, avec vomissements, grands maux de tête, coliques.

19 septembre. — Mieux.

20 septembre. — Pas de fièvre, mieux complet et continu ; cet état dure jusqu'au 28 octobre, époque à laquelle Joseph Verrière a un accès de fièvre à huit heures du soir, suivi d'un jour d'apyrexie et d'un nouvel accès le 30, à huit heures du soir, avec colique et diarrhée.

Le 31 octobre, cessation de tous les symptômes, et guérison parfaite le 1er novembre, sans aucun remède.

Il est important de noter ici que la plupart des fiévreux que j'ai traités n'ont pas suivi exactement mes prescriptions et ont écouté les conseils des commères ; plusieurs ont commis des imprudences et se sont purgés après l'administration des pilules.

191e OBSERVATION.

Laurent Nivière, vingt-huit ans.

23 septembre 1854. — J'éprouvai un refroidissement dans les montagnes, un chaud et froid, pour me servir de l'expression du pays, suivi d'un rhume avec fièvre pendant la nuit.

24, 25 et 26 septembre. — Mieux.

30 septembre. — A dix heures du matin, frissons, pandiculations, malaise général, céphalalgie, tous les symptômes de la fièvre. Le froid dure pendant deux heures, et il est suivi d'une chaleur intense.

1er octobre. — Mieux.

2 octobre. — Retour de la fièvre à onze heures du matin.

3 octobre. — Pas de fièvre.

4 octobre. — Fièvre à dix heures du matin.

5 octobre. — Intermittence, huit pilules dans la nuit.

6 octobre. — Pas de fièvre, mais un grand malaise, des maux de tête et des nausées à l'heure de l'accès.

7 octobre. — Fièvre avec vomissements.

8 octobre. — Intermittence; douze pilules dans la nuit, huit heures avant l'accès.

9 octobre. — Mieux très-sensible; quelques tasses d'infusion de petite centaurée.

10 octobre. — A l'heure de l'accès, je me sentais très-bien; je pris encore plusieurs tasses de centaurée.

11 octobre. — Je suis parti pour le Dauphiné; la fièvre n'a point reparu, et depuis, ma santé est parfaite.

Romanèche-la-Saulsaie, le 18 novembre 1854.

Signé : NIVIÈRE.

Vu par nous, maire de la ville de Montluel, pour la légalisation de la signature de M. Nivière.

Montuel, le 21 novembre 1854.

Le premier adjoint, en l'absence du maire,

Signé : RUDIGOZ.

LETTRES ET OBSERVATIONS

de M. le docteur MARROIN,

CHIRURGIEN PRINCIPAL DE L'ESCADRE DE LA MER NOIRE, ACTUELLEMENT PROFESSEUR A L'HOPITAL DE LA MARINE DE TOULON,

et de M. BASTIN,

DOCTEUR EN MÉDECINE ET CHIRURGIEN SUR LE VAISSEAU AMIRAL LE *Montebello,* EN JUIN 1855, LORS DE LA CAMPAGNE DE CRIMÉE.

A bord du *Montebello*, 11 mai 1855.

Monsieur et très-honoré confrère,

J'avais chargé M. Bastin d'excuser mon silence auprès de vous. Mon désir, en vous répondant, était de pouvoir formuler quelque chose de précis à l'égard de votre quinite.

Trois cas d'infection paludéenne bien marquée m'ont permis d'administrer votre fébrifuge *avec un succès complet*, en ce qui concerne la suppression des accès. J'ai continué la médication de manière à prévenir la récidive, et mon procédé d'administration, comme le vôtre, se rattache à ce que j'ai vu généralement pratiquer à l'école de Paris.

J'ai chargé M. Bastin, chirurgien à bord, de recueillir ces observations. Elles vous seront adressées quand il me sera démontré que la guérison des hommes soumis à ce traitement est confirmée, *qu'elle s'est maintenue malgré les refroidissements de l'atmosphère et l'impression de la pluie.*

Dans ces conditions, ces observations pourront réellement servir la bonne cause que vous défendez.

Agréez, etc. *Signé :* MARROIN, D. M. P.,

Chirurgien principal de l'escadre de la mer Noire, à bord du vaisseau amiral le *Montebello.*

Extrait d'une lettre du docteur Bastin, écrite en mai 1855, devant Sébastopol, à bord du *Montebello* :

« Trois hommes se sont présentés à nous avec de véritables fièvres *intermittentes*. L'un d'eux était pour la troisième fois atteint d'accès, qui ont constamment affecté le type tierce. Après avoir constaté quatre fois la périodicité de cette fièvre, votre fébrifuge a été administré, *et dès la première dose, les accès disparurent pour ne pas revenir*. Depuis, cet homme a pris plusieurs fois votre fébrifuge, et je vous dirai plus bas quelle méthode a été employée pour en faire l'ingestion.

« Le deuxième est un homme de vingt-neuf ans, qui depuis l'âge de six ans a été, à plusieurs reprises, pris d'accès de fièvre *intermittente*. Dans presque tous les pays qu'il a visités, en Amérique, en Afrique, en Europe, il a dû quitter les bâtiments sur lesquels il était embarqué, pour venir chercher en France une guérison qu'il ne pouvait obtenir dans les ports où il contractait ces fièvres. Chaque année, les accès reparaissaient de plus en plus violents. Cette fois surtout, ils avaient acquis un degré d'intensité qu'ils n'avaient peut-être pas encore atteint.

« *Dès la première prise de vos pilules*, un grand changement s'opéra chez cet homme. Le premier accès n'avorta pas complètement, mais le stade de froid fut considérablement diminué, tandis que durant le stade de sueur qui constitue à lui seul presque tout l'accès, les effets de literie du malade ont été transpercés. L'accès, qui jusqu'alors avait duré plus de douze heures, n'en avait duré que six ; depuis, l'apyrexie ne s'est pas démentie un seul instant.

« Quant au troisième, c'est un homme qui depuis son enfance n'a pas cessé, pour ainsi dire, de se trouver sous l'influence de la cachexie paludéenne. Jamais, dit-il, on n'avait pu le délivrer complètement de la fièvre *intermittente*. Le sulfate de quinine n'avait fait qu'éloigner et amoindrir les accès, qui d'abord quotidiens, puis tierces, puis quartes, ne se montraient plus qu'à sept jours d'intervalle. *Dès la première administration de votre précieux médicament, cet homme n'a pas éprouvé le moindre accès, pas même le moindre malaise.*

« J'allais oublier de vous faire part de cette remarque importante, que le second de ces hommes n'avait pu, lors de ses derniers accès, en septembre 1854, *supporter le sulfate de quinine que dans le café noir. Votre sel, au contraire, ne causa aucune irritation sur la muqueuse.*

Signé : « BASTIN,
« Chirurgien à bord du *Montebello.* »

Copie d'une lettre de M. Marroin, chirurgien principal de l'escadre de la mer Noire :

Monsieur et très-honoré confrère,

J'ai l'honneur de vous adresser trois observations *qui me paraissent très-favorables à la médication que vous préconisez.* La guérison s'est maintenue pendant plusieurs mois *au milieu de conditions bien susceptibles de provoquer des récidives.*

La fièvre intermittente est une rareté parmi nos équipages depuis un an. L'occasion se présentant, je n'hésiterai pas à recourir à un agent médicamenteux *dont je me plais à reconnaître le succès* dans ces trois cas en particulier.

Agréez, etc. *Signé :* MARROIN, D. M. P.

Sebastopol, 15 juin 1855.

Montebello, devant Sébastopol, 15 juin 1855.

Mon cher Monsieur,

Je vous envoie aujourd'hui les trois observations que j'ai rédigées, relativement à l'administration de votre fébrifuge. Vous recevrez ci-incluse une lettre de M. Marroin *qui vous confirme le succès complet* que nous avons obtenu et qu'il vous avait déjà signifié par sa première lettre. Un nouveau malade nous est arrivé avant-hier, sur lequel nous allons expérimenter votre sel. *Le nombre de vos pilules est maintenant considérablement diminué, employées comme elles l'ont été, et aussi, dans quelques cas particuliers,* A UN MOMENT OU LE SULFATE DE QUININE NOUS FAISAIT COMPLÈTEMENT DÉFAUT. L'irrégularité avec laquelle nous les avons administrées en ces occasions, et la suspension que nous en avons faite *lorsque nous avons reçu le médicament qui nous manquait*, ne nous ont pas permis d'en constater aucun effet bien réel et bien positif. J'espère que d'ici peu de jours je recevrai un nouveau flacon de vos pilules.

Agréez, etc. *Signé :* BASTIN.

192e OBSERVATION.

Escadre de la mer Noire, vaisseau le *Montebello*.

Adolphe Vigé, matelot de troisième classe, né à Revers, dans les environs de Rochefort, qui fut du reste sa résidence habituelle, a éprouvé pour la première fois dans cette ville, à l'âge de neuf ans, des accès de fièvre intermittente ; depuis cette époque, les accès se sont montrés à diverses reprises, sans altérer sensiblement la constitution de cet homme, qui a aujourd'hui vingt-deux ans.

Si ce n'était une rate dont le diamètre atteint quinze centimètres, on se douterait peu qu'il est sous l'influence d'une cachexie paludéenne. La fièvre a présenté successivement le type quotidien et tierce; depuis quelque temps les accès se sont montrés d'abord à cinq jours d'intervalle, et les deux derniers que nous avons constatés ont paru de sept jours en sept jours.

18 avril 1855. — De sept heures du matin à quatre heures du soir, accès bien constaté présentant les trois stades.

19 avril. — Dix pilules de quinite, en deux prises, à une heure d'intervalle.

20 avril. — Dix pilules *ut suprà.*

21 avril. — Dix pilules *ut suprà.*

22 avril. — Suspension du traitement.

23 avril. — Dix pilules *ut suprà.*

24 avril. — Apyrexie.

26 avril. — Dix pilules *ut suprà.*

27, 28, 29 et *30 avril.* — Suspension du traitement.

1er mai. — Apyrexie; dix pilules *ut suprà.*

2, 3, 4, 5 et *6 mai.* — Suppression du traitement.

7 mai. — Apyrexie; dix pilules *ut suprà.*

8, 9, 10, 11 et *12 mai.* — Suspension du traitement.

13 mai. — Dix pilules *ut suprà.*

Nous sommes arrivés à la date du 15 juin, et la fièvre n'a pas reparu. La rate, qui présentait un diamètre vertical de quinze centimètres le jour de l'entrée de cet homme à l'hôpital, n'était plus que de 11 centimètres lorsqu'il en est sorti.

(Devant Sébastopol, 15 juin 1855, à bord du *Montebello.*)

Le chirurgien principal de l'escadre de la mer Noire,

Signé : Marroin.

193e OBSERVATION.

Escadre de la mer Noire, vaisseau le *Montebello.*

Pierre Martin, né à Villerville (Calvados), âgé de vingt-deux ans, matelot de troisième classe, embarqué sur le vaisseau le *Montebello* depuis vingt et un mois, est entré le 13 août 1855 à l'hôpital du bord. Cet homme, qui navigue depuis l'âge de dix ans, dit n'avoir jamais fait de maladie grave. Il est, du reste, d'une constitution vigoureuse.

Cet homme fut pour la première fois atteint d'un accès de fièvre sur la rade de Brest, en janvier 1853; ces accès affectèrent alors le type quotidien, et ne disparurent qu'après un mois de traitement par le sulfate de quinine. A Varna, en septembre 1854, les mêmes accès reparurent et présentèrent le même type. Au bout de dix-huit jours, le sulfate de quinine en eut encore raison.

13 avril 1855. — Martin se présente à nous avec un premier accès, dont les trois stades se succèdent régulièrement.

14 avril. — Apyrexie.

15 avril. — Deuxième accès.

16 avril. — Administration de 1,00 d'ipéca, et de 0,05 d'émétique.

17 avril. — Troisième accès.

18 avril. — Apyrexie.

19 avril. — Quatrième accès.

20 avril. — Dix pilules, cinq à trois heures du matin et cinq autres à neuf heures.

21 avril. — Dix pilules *ut suprà.*

22 avril. — Dix pilules *ut suprà.*

23 avril. — Apyrexie.

24 avril. — Dix pilules en deux prises.

25 avril. — Apyrexie.

26 avril. — Le malade reprend son service, sur sa demande.

27 avril. — Apyrexie.

29 avril. — Apyrexie.

1er mai. — Apyrexie.

2 mai. — Dix pilules en deux prises.

3 mai. — Apyrexie.

5 mai. — Apyrexie.

7 mai. — Apyrexie.

8 mai. — Dix pilules en deux prises, à une heure d'intervalle.

Au 15 juin, la cure se manifestait encore, malgré des changements brusques de température et des fatigues excessives imposées aux marins pendant ce dernier mois.

(Devant Sébastopol, 15 juin 1855, à bord du *Montebello.*)

Le chirurgien principal de l'escadre,
Signé : MARROIN.

194e OBSERVATION.

Escadre de la mer Noire, vaisseau le *Montebello.*

Auguste-Marie Chana, âgé de vingt-neuf ans, né à Lorient

deuxième maître de manœuvre à bord du *Montebello*, a presque constamment navigué depuis 1839. C'est dans sa ville natale, à l'âge de six ans, qu'il ressentit pour la première fois les atteintes de la fièvre *intermittente*. Depuis lors, les accès se renouvelèrent chez lui à de fréquents intervalles, et affectèrent toujours le même type tierce. Dans le voyage qu'il fit en 1846, à Vera-Cruz, sur le brick le *Mercure*, il se présenta comme plongeur pour réparer les avaries qui s'étaient produites sur ce bâtiment pendant la traversée. Les brusques et nombreuses immersions auxquelles il se livra en cette occasion déterminèrent chez lui une pleuro-pneumonie des plus graves, en même temps qu'elles donnèrent naissance à de nouveaux accès de fièvre. Après avoir vainement espéré du sulfate de quinine une guérison qui se faisait attendre depuis plus de six mois, son chirurgien-major le renvoya en France, où il recouvra la santé après deux mois de séjour à Brest.

Depuis cette époque, la fièvre s'est chaque année emparée de lui, et quatre fois, aux Antilles, à la Martinique, à Cayenne, aux Açores, il a dû quitter les bâtiments sur lesquels il était embarqué, pour venir chercher en France la guérison d'accès de fièvre intermittente sans cesse renaissants. Des certificats de ses chirurgiens-majors font foi de ces faits.

En février 1854, Chana partit de Brest sur le vaisseau le *Montebello*, et vint prendre part à l'expédition de Crimée. A Varna, en septembre 1854, il se retrouva encore une fois sous l'influence de nouveaux accès, au moment même où le choléra sévissait avec tant de vigueur sur toute l'escadre. Le sulfate de quinine, auquel on eut encore recours en cette occasion, détermina chez lui de tels accidents nerveux, administré soit en pilules, soit en poudre, qu'il ne put le prendre que dans du café noir. Enfin, après deux mois de traitement, il reprit son service.

Tel est l'historique que le malade fait de son passé.

Le *26 avril 1855*, Chana se présenta à l'hôpital du bord, pour y faire constater son premier accès de fièvre.

27 avril. — Apyrexie.

28 avril. — A dix heures du matin, nouvel accès plus violent que le premier, et qui se prolongea jusqu'à trois heures. Le soir, on prescrit 1,00 d'ipéca et 0,05 d'émétique.

29 avril. — Apyrexie ; 0,50 d'aloès.

30 avril. — Accès très-violent, de dix heures du matin à minuit, céphalalgie intense, épistaxis, douleurs très-vives dans les reins et dans les membres ; 0,50 d'aloès.

1er mai. — Sept heures du matin, cinq pilules de quinite ; huit heures, cinq autres pilules.

2 mai. — Accès qui a duré de huit heures du matin à deux heures de l'après-midi. Le stade de froid a été de très-courte durée et exempt de douleurs, tandis que la sueur, pendant la dernière période, a été telle que les draps, les matelas et les couvertures du malade ont été pour ainsi dire traversés. Dix pilules en deux doses, à une heure d'intervalle.

3 mai. — Dix pilules en deux prises.

4 mai. — De dix heures du matin à midi, un peu de malaise seulement qui a obligé le malade à retarder son repas d'une heure.

5 mai. — Dix pilules en deux prises.

6 mai. — Apyrexie.

7 mai. — Sur sa demande, Chana reprend son service.

8 mai. — Apyrexie, dix pilules en deux prises.

9 mai. — Suspension du traitement.

10 mai. — Apyrexie ; disons de suite qu'il n'y a plus d'accès.

13 mai. — Dix pilules en deux prises.

19 mai. — Dix pilules en deux prises.

25 mai. — Dix pilules en deux prises.

Aujourd'hui 15 juin, la guérison ne s'est pas démentie un instant, malgré un service des plus pénibles de jour et de nuit, et malgré de grandes variations atmosphériques.

(Devant Sébastopol, 15 juin 1855, à bord du *Montebello.*)

Le chirurgien principal de l'escadre,

Signé : MARROIN.

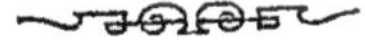

OBSERVATIONS DE M. LE DOCTEUR LÉGIER,

MÉDECIN A COURTHESON,

Sur l'administration de la quinite.

195e OBSERVATION.

Le 10 novembre de l'année 1856, je fus appelé pour soigner la nommée Françoise Ayac, âgée de vingt-deux ans, domiciliée à Châteauneuf-du-Pape; elle était atteinte d'embarras saburral des voies digestives, avec exacerbation très-prononcée, tous les soirs, à quatre heures, ne se terminant que le lendemain matin par une sueur abondante.

Les évacuants, et subséquemment le sulfate de quinine de très-bonne qualité, furent administrés sans résultat, quoique je réitérasse la dose d'un gramme. J'eus alors recours aux pilules du docteur Halmagrand. J'administrai la quinite à la dose de huit pilules, et dès le lendemain la fièvre n'a pas reparu.

196e OBSERVATION.

Névralgie *intermittente tierce,* qui se manifestait au petit doigt de la main gauche du nommé Georges Vidal, charron, âgé de trente-cinq ans, demeurant à Courtheson; huit pilules suffirent pour la réprimer.

197e OBSERVATION.

Un jeune enfant âgé de trente mois, atteint de fièvre *intermittente tierce,* a été guéri par 1,60 de quinite administrée en lavement.

OBSERVATIONS DE M. GOYAU,

VÉTÉRINAIRE AU 5e HUSSARDS, EN GARNISON A BONE (ALGÉRIE),

Sur l'administration de la quinite.

198e OBSERVATION.

Fièvre *tierce* coupée avec cinquante pilules ; pas de rechute.

199e OBSERVATION.

Fièvre *tierce* très-intense, datant de fort longtemps ; trente pilules la guérissent, sans que depuis il y eût récidive.

OBSERVATIONS DE M. DEROIN,

PHARMACIEN A BONNY-SUR-LOIRE (LOIRET),

Sur l'administration de la quinite.

200e A 206e OBSERVATION.

M. Deroin, pharmacien à Bonny-sur-Loire (Loiret), m'écrit : « Bien que nous ayons ici peu de fièvres, j'ai employé une soixantaine des pilules que j'ai emportées d'Orléans. Dans cinq cas sur six, j'ai réussi ; mais les gens de la campagne sont, vous le savez du reste, tous les mêmes : guéris, on ne les revoit plus. »

OBSERVATIONS

Envoyées de Smyrne, le 18 décembre 1862,

Par M. le docteur CAMESCASSE, médecin sanitaire.

207e A 258e OBSERVATION.

Nombre de malades traités : 52.

Fièvres continues à rémission, 10; fièvres *intermittentes quotidiennes*, 9 ; fièvres *tierces*, 28 ; fièvres *doubles tierces*, 5. — Total égal : 52.

Première invasion, 30 ; deuxième invasion, 16 ; troisième invasion, 6. — Total égal : 52.

Malades traités à l'hôpital français de Smyrne : 2 adultes, 1 adolescent (homme) 3

Malades traités à domicile, quartier insalubre, faubourg peuplé d'indigents, humide, maisons basses, mal aérées, régime alimentaire peu fortifiant, fatigues corporelles, lieu de prédilection pour l'endémie annuelle 33

Malades admis à la consultation gratuite de l'hôpital, habitants peu aisés : hommes, 5; femmes, 4; enfants au-dessous de sept ans, 2 11

Malades divers (disparus) 5

Total égal 52

OBSERVATION

de M. Am. MAYGNER, du 4 décembre 1863.

259e OBSERVATION.

J'ai le plaisir de vous annoncer que votre sel fébrifuge vient de remporter une nouvelle victoire dans un cas de névralgie *intermittente* bien caractérisée et des plus douloureuses, comme la plupart de ces fâcheuses affections.

Déjà j'avais coupé, à deux reprises différentes, des maux de tête périodiques à l'aide de la quinite. Plus tard, ces douleurs étant revenues d'une manière irrégulière, je dus m'en tenir aux calmants ordinaires; mais le vendredi 20 novembre 1863, à sept heures et demie du soir, je fus pris soudainement d'une gastro-hépatalgie des plus pénibles. J'abandonnai vers neuf heures mon ouvrage, avec l'espoir que la nuit et le sommeil la dissiperaient; il n'en fût rien. la douleur persista jusqu'à cinq heures du matin environ; ce ne fut qu'à ce moment-là que je pus prendre un peu de repos.

Le lendemain, nuit bonne, plus de névralgie.

Le surlendemain, retour de la douleur dans les mêmes régions, à sept heures et demie du soir, et persistance de la névralgie jusqu'au matin, où elle disparaît entièrement.

Le lendemain, nuit bonne.

Le surlendemain, retour de la névralgie; sensations de gonflement et de sensibilité extrême dans le foie; je passe encore une nuit blanche; mais je rends la douleur supportable par huit gouttes de laudanum dans un verre d'eau sucrée.

Même manége une quatrième fois.

Je prends alors, le matin du jour où cette fièvre larvée doit revenir, 1,50 de quinite. A sept, huit, neuf et dix heures du soir, ne ressentant rien, je me crus guéri, mais l'accès n'était que retardé; il reparaît à onze heures avec une certaine violence; il y a par moments de l'oppression, la douleur s'irradiant vers le thorax, principalement au côté droit: j'étais découragé.

Le lendemain, nuit bonne.

Le surlendemain matin, je prends 2,00 de quinite en poudre dans un peu d'eau sucrée.

Le soir et la nuit, plus de douleur ; disparition complète, et j'espère qu'en voilà pour longtemps.

Ce cas assez remarquable prouve que la dose de la quinite doit toujours être assez élevée, 2,00 au moins pour un adulte. Laurent Nivière en a fait prendre jusqu'à 4,00 à la fois.

OBSERVATIONS

de M. le docteur RENUCCI,

(D'avril à la fin de septembre 1863).

260e A 304e OBSERVATION.

Quarante-cinq malades guéris.

OBSERVATIONS

de M. le docteur MONESTIER,

MÉDECIN DE MARINE A MAYOTTE (ILES SEYCHELLES), N.-E. DE MADAGASCAR.

305e OBSERVATION.

Veil, soldat d'infanterie de marine, né en 1825, à Sarreburg (Meurthe), ex-militaire. Constitution faible, tempérament nerveux ;

n'a jamais eu la fièvre *intermittente,* habite depuis quatre mois à Mayotte.

Dans la nuit du 16 au 17 octobre 1863, fièvre légère, consistant en céphalalgie, malaise général, frisson, chaleur et sueurs, diarrhée légère, langue assez nette, rien vers la poitrine ni du côté de l'abdomen. Potion :

Ether, eau de fleurs d'oranger, eau de laurier cerise, laudanum; à prendre pendant la période de la chaleur. Après la sueur, 1,00 de quinite.

18 octobre. — Le matin, léger malaise, la nuit sans fièvre bien accusée, diarrhée nulle, langue belle. Limonade, 1,00 de quinite à sept heures du matin, et à trois heures du soir encore 1,00.

19 octobre. — Apyrexie complète; 0,70 de quinite; appétit, état satisfaisant.

20 octobre. — Même état excellent; 0,70 de quinite.

21 octobre. — Il reprend son service.

Le 19, ce malade se plaignait de bourdonnements d'oreilles. S'il eût pris du sulfate de quinine, on en aurait probablement accusé ce médicament, sans visiter les oreilles. Notre inspection du conduit auditif nous fit découvrir une concrétion de cérumen qui fut enlevée, après quoi le bourdonnement cessa.

Depuis, ce Veil est entré à l'hôpital le 27 février pour une fièvre simple; il y a séjourné jusqu'au 6 mars. Traitement quinique. Il n'est plus entré à l'hôpital jusqu'à son départ pour la Réunion, effectué en 1864 par la belle saison, commencée en mai.

Ce cas ne prouve donc rien, soit en défaveur de la quinite, soit en sa faveur.

306e OBSERVATION.

Malbet, soldat d'infanterie de marine, né en 1830, à Torsiac (Haute-Loire), profession de cultivateur, forte constitution, tempérament bilioso-sanguin, a séjourné à Nossi-Bé pendant un an, de 1861 à 1862, y a eu fréquemment des fièvres *intermittentes* sans gravité; à la Réunion, pendant un an, il a eu deux accès simples, sans hypertrophie de la rate.

Le 2 novembre 1864, à cinq heures du soir, fièvre avec les trois stades, céphalalgie, pas de vomissement, pas de troubles intestinaux ni thoraciques.

Le 3 au matin, 1,00 de sulfate de quinine ; le soir, 0,70; à trois heures, apyrexie.

Le 4, apyrexie, constipation ; 2 grains de santé, et le soir, 0,70 de sulfate de quinine, teinture de rhubarbe et vin de Kina.

Le 5, apyrexie; l'appétit ne revient pas; langue sale, selles rares. Sulfate de quinine, 0,50; 2 grains de santé deux heures après le sulfate de quinine.

Le 6, 0,50 de sulfate de quinine. L'état général est bon, et le malade reprend son service.

Cet homme ne résidait pas à Dyandgy, îlot où siége le gouvernement et la garnison. Il était détaché, comme jardinier isolé, à la ferme de l'île de Pamanzé, assise près d'un marais malsain, et où, en outre, livrés à eux-mêmes, les hommes sont exposés à des accès plus graves, par le fait même de leur négligence, par la nature des lieux et par leur genre de vie.

C'est pour cela que Malbet a été traité par le sulfate de quinine.

Le 27 novembre, rechute ; il est remplacé à la ferme ; il vient à la visite pour une fièvre simple avec les trois stades ; début le 27, à midi ; 1,00 de sulfate de quinine d'abord le matin, et 0,70 le soir.

Le 28 au soir, frisson intense, fièvre à trois stades qui cesse le matin, mais céphalalgie.

Le 29 au matin, 1,00 de quinite, et le soir 1,00 encore ; apyrexie complète.

Le 30, apyrexie ; 1,50 de quinite.

Le 1er décembre, apyrexie; 1,00 de quinite.

Le 2, le malade déclare une urétrite que l'on traite par le cubèbe, puis par les injections.

Ce Malbet est donc entré à l'hôpital en décembre pour une fièvre *intermittente* et une *urétrite;* il a subi douze jours de traitement quinique pour une fièvre simple, puis en mai six jours d'hôpital, encore pour une fièvre simple.

Dans ce cas, *le premier traitement quinique n'a pas empêché la fièvre de reparaître à peu d'intervalle;* puis traité par la quinite, on voit la fièvre récidiver au bout de quinze jours environ. Ici le sulfate de quinine n'a pas plus de succès pour enrayer les accès, qui reparaissent plus tard, il est vrai, à la fin de mai.

Cet homme, nous l'avons dit, avait été antérieurement malade à Nossi-Bé ; il y avait chez lui habitude de fièvre *périodique,* sans altération profonde du reste de la constitution. Ni la quinite, ni le sulfate de quinine n'ont pu empêcher la récidive, *chose trop fréquente à Madagascar,* pour les préparations de quinquina.

307e OBSERVATION.

Raymond, artilleur de marine, vingt-cinq ans, cultivateur de la Haute-Loire, arrivé de la Réunion en juin 1863, comme les deux autres malades ci-dessus. Tempérament sanguin, constitution robuste. Il travaille au magasin général, service fatigant, qui force souvent le travailleur à se tenir au soleil. N'a jamais eu de fièvre *intermittente.*

Le 5 décembre 1863, céphalalgie, malaise général, chaleur intense de tout le corps, face injectée ; rien du côté de la poitrine et des organes abdominaux ; pédiluves, éther, 1,00 de quinite.

Le 6, apyrexie ; le malade mange un peu ; 1,00 de quinite.

Le 7, dans la nuit, retour de la fièvre, chaleur, céphalalgie, pas de sueurs.

Le 8 au matin, céphalalgie, vue trouble, yeux injectés, pouls plein ; pédiluves, éther, sulfate de quinine, 1,00 après l'accès ; épistaxis dans la journée ; le soir, le malade entre à l'hôpital, vu son état de malaise général, de faiblesse, et la nécessité d'une surveillance et de soins plus complets qu'à la caserne. On continue le traitement quinique. Nouveaux accès ; il entre donc à l'hôpital, du 29 décembre au 3 janvier ; il a de nombreux accès jusqu'à son départ.

Or, fallait-il, lors de la première invasion, continuer la quinite, quand les accès persistaient avec une forme inflammatoire ? Nous ne le croyons pas. D'autre part, le sulfate de quinine a enrayé les accès pour quelque temps ; mais le mal n'a pas tardé à récidiver.

Cette fièvre d'acclimatement laisse derrière elle une faiblesse générale, un appauvrissement du sang, sous l'empire desquels les retours périodiques s'opèrent plus facilement. En somme, la fièvre n'a été coupée radicalement, ni par le sulfate de quinine, ni par la quinite. Or, dans ce pays palustre, à fièvres intermittentes, rémittentes et pernicieuses, même continues, il serait imprudent de sacrifier le sulfate de quinine à un médicament qui n'a pas encore fait ses preuves. Le sulfate de quinine, *quoique souvent insuffisant,* nous empêche de redouter, dans les récidives, un caractère plus grave que dans les invasions précédentes, toutes choses égales d'ailleurs, c'est-à-dire que, règle générale, tout malade qui subit la médication quinique, avec les accessoires indiqués par les symptômes dominants, est bien exposé à des rechutes, mais à des rechutes moins redoutables qu'après toute autre médication.

Nous quittons Mayotte en mai ou mars pour la colonie de Nossi-Bé. Là nous trouvons une garnison intoxiquée, et dont chaque sujet a fait plusieurs entrées à l'hôpital. Nous ne songeons pas un instant à employer la quinite, surtout à la fin de l'hivernage, saison favorable aux accidents graves.

Mais nous traitons quelques noirs, dont l'aptitude à la fièvre intermittente est beaucoup moins grande que celle des Européens et créoles divers.

308e OBSERVATION.

Abdallah, noir arabisé (race mélangée d'Arabes avec des Africains de la côte orientale d'Afrique), ouvrier du génie.

30 mai 1864. — Abdallah se dit malade depuis huit jours environ. Tous les matins, fièvre à trois stades bien tranchées; apyrexie le soir, rate volumineuse (18 centimètres dans tous les sens), rien du côté des poumons et du ventre.

30 mai. — Accès le matin; le soir, 1,00 de quinite.

31 mai. — Apyrexie; 0,50 de quinite.

1er juin. — Apyrexie; le malade ne se présente pas.

2 juin. — Fièvre à huit heures du matin; à dix heures elle tombe; 1,00 de quinite.

3 juin. — Apyrexie; 1,00 de quinite.

4 juin. — Apyrexie; 1,00 de quinite.

5 juin. — Le malade cesse de se montrer. Revu plus tard dans la rue, il se dit guéri et travaille. Nous n'avons pu nous occuper de la rate.

Enfin, il quitte Nossi-Bé à notre insu. En août, ses camarades m'ont dit qu'il se portait bien. Voilà donc une fièvre bien tranchée, avec hypertrophie splénique ancienne, qui n'a pas reparu pendant au moins deux mois, car ce noir, qui nous connaissait dès Mayotte, prenait avec confiance la quinite et venait spontanément réclamer mes soins. *Ceci prouve au moins que la quinite peut convenir chez les noirs de ces contrées, gens qui ont très-rarement des accès pernicieux, et qu'il serait bon, s'il était facile de le faire, d'expérimenter encore la quinite, et d'essayer de la substituer chez les Indiens au sulfate de quinine.* Quant aux Indiens et aux noirs créoles de la Réunion, sauf des cas très-bénins, ce serait imprudent, à notre avis, de perdre un temps précieux à user d'un succédané insuffisant par son action, moins énergique que celle du sulfate de quinine, lequel, nous l'avons dit, ne répond pas lui-même à tous les besoins.

OBSERVATIONS

de M. le docteur VON EICHSTORFF,

MÉDECIN DE L'HÔPITAL DE SAINT-ROCH ET DU CHEMIN DE FER DE SMYRNE A AIDIN, A SMYRNE.

(Sa lettre date du 28 janvier 1864.)

309e OBSERVATION.

M. S..., employé au télégraphe de la station, près d'Ephèse. Fièvre *rémittente*, à rémission vespérine à peine sensible ; prit, le soir même de ma visite, 1,50 de quinite. Le lendemain, rémission complète ; encore 1,50 de quinite. La fièvre ne reparut pas. Le lendemain, il lui fut donné quelques pilules du même médicament pour prendre aux jours qu'on lui indique. Il y a eu plusieurs rechutes qui ont été traitées par le sulfate de quinine, faute de quinite. Les fièvres de ces passages sont renommées par leur ténacité.

310e OBSERVATION.

Roberts, jeune Anglais, employé aux travaux du chemin de fer. Fièvre *tierce*, de plusieurs jours de durée ; entre le 13 novembre 1863 à l'hôpital de Saint-Roch. Il prit, au jour apyrétique, 1,50 de quinite ; l'accès suivant fut très-léger ; 1,50 encore de quinite, et la fièvre disparut. Lui aussi revint après deux ou trois semaines à l'hôpital, et fut aussi traité avec le sulfate de quinine, faute de quinite.

311e OBSERVATION.

Versili, palefrenier au service de la compagnie du chemin de fer, ayant eu plusieurs fois la fièvre et sous l'influence du miasme qui l'a rendu cachectique (cachechie paludéenne), à paroxysmes venant à deux heures de la nuit. Il prit, deux jours de suite, 1,50 de quinite, sans que l'accès soit supprimé. Après, il prit 2,00 de quinite encore, et fut complètement guéri.

312e OBSERVATION.

Yanaco. Fièvre *intermittente quotidienne;* soigné à l'hôpital, il fut traité pendant trois jours avec 2,00 de quinite par jour, sans aucun résultat. Il fut guéri par l'administration de 2,00 de sulfate de quinine.

313e OBSERVATION.

Constantino, employé au chemin de fer. Fièvre *rémittente,* à rémission vespérine et diarrhée nocturne; prit, le 20 novembre 1863, 1,50 de quinite. Le 21 novembre, la fièvre eut beaucoup moins d'intensité, et la rémission fut plus franche; ce jour-là, il prit encore 1,50 de quinite. Le 22 novembre, il était apyrétique, et on lui donne encore 1,00 de quinite; il n'a pas eu de rechute.

314e OBSERVATION.

Muissein, garde au chemin de fer. Fièvre *intermittente quotidienne* depuis huit ou neuf jours. Il se présente le 19 novembre, à dix heures du soir. Le frisson avait disparu, et il était dans la période de réaction; 1,50 de quinite en trois doses, à prendre de deux en deux heures. Le lendemain, accès à peine marqué; encore 1,50 de quinite. Le surlendemain, apyrexie complète. Il prit encore ce jour-là, par précaution, 1,00 de quinite. Il n'a plus eu de fièvre depuis, quoique j'ai eu souvent l'occasion de le voir.

315e OBSERVATION.

Gxetma Latero. Fièvre *tierce;* 2,00 de quinite. L'accès ne reparut plus. Il prend encore 2,00 divisés en plusieurs doses pour consolider la guérison.

316e OBSERVATION.

Orlande Maresco. Fièvre *quotidienne* pendant neuf jours; 6,00 de quinite; il quitte guéri l'hôpital.

317e OBSERVATION.

Ibisch. Fièvre *quarte;* 2,00 de quinite. La fièvre ne reparaît plus; puis trois doses de 0,50 chacune pour consolider la guérison.

318e OBSERVATION.

Guseppi Latelli. Depuis cinq semaines, fièvre *tierce* ayant pris le type quotidien depuis dix jours; 6,00 de quinite en tout; guérison après le second accès.

319e OBSERVATION.

Giusepp Folaniendo. Depuis deux mois, fièvre *quotidienne*; 8,00 de quinite; après le second accès, la fièvre ne reparaît plus.

320e OBSERVATION.

Joseph Breuistallé. Depuis trois mois, la fièvre *quotidienne;* 6,00 de quinite; après la première dose de 2,00, la fièvre ne reparaît plus.

321e OBSERVATION.

Simone Madgi. Fièvre *quotidienne;* 3,00 de quinite; guérison.

322e OBSERVATION.

Racca Pricolo a eu trois accès de fièvre *tierce;* 2,00 de quinite; n'a plus eu d'accès; 1,50 de quinite par précaution.

323e A 330e OBSERVATION.

4 rémittentes, guéries. — 2 tierces, non guéries. — 1 tierce, guérie. — 1 quotidienne, guérie.

Des deux tierces, nous en devons défalquer *une*, vu que la quinite ne lui fut donnée qu'*une* fois et changée pour le sulfate de quinine, en vue d'un retour pernicieux.

331e OBSERVATION.

Le docteur Von Eichstorff, de Smyrne, le 18 mai 1866, m'écrivait: « Un cas m'a frappé chez une ancienne servante à nous qui, s'étant mariée, avait conduit son mari et son enfant dans un lieu très-marécageux. En revenant, ils étaient minés par la fièvre *quarte. La quinine à grande dose n'avait aucun effet.* La femme fut soumise à un traitement avec la *quinite*, à la dose de 3,00 par jour ; un mois après, on ne l'aurait pas reconnue pour la même personne, quoiqu'elle n'eût usé du médicament que pendant quinze jours. Elle était devenue grasse et rose, et se portait à merveille, tandis que son mari, depuis maintenant un an, continue d'en souffrir. Il est vrai qu'il y a quinze jours, sa femme a eu quelques accès quotidiens comme dans le principe, mais je les ai de nouveau coupés par la quinite, et elle va bien. Au surplus, ces retours de fièvre au printemps se voient chaque jour, même là où la quinine a été donnée. »

Tels sont les documents et les faits que je voulais faire connaître au public médical. Je désire que le lecteur trouve dans cette publication la preuve du désir qui m'anime depuis quinze années dans mes recherches, celui d'arriver à constater la vérité sur la valeur thérapeutique d'un médicament nouveau. Je connais le dédain des uns pour les choses auxquelles ils sont étrangers ; je n'ignore pas le mauvais vouloir de quelques autres, sous les inspirations d'une jalousie de métier que personne ne peut nier, quoique je ne l'aie jamais comprise, et que je la regarde comme l'obstacle le plus grand à la recherche de la vérité dans l'expérimentation médicale. Je sais également que les recherches dispendieuses auxquelles je me livre depuis quinze années seront expliquées par le désir que l'on me prêtera, et que l'on m'a prêté déjà, d'arriver à des résultats matériels qui seraient seuls l'excitant de mes travaux ; je répudie énergiquement de pareilles inspirations ; je suis, comme tous les vrais praticiens, animé du désir de venir en aide à ceux qui souffrent, et surtout à cette majorité que la misère accable.

La localité où j'exerce a été la cause première de ces recherches. En présence de l'infection paludéenne de la Sologne, des difficultés que le malheureux éprouve à se procurer du sulfate de quinine, des accidents consécutifs à l'action de ce fébrifuge chez ceux qui sont obligés d'en faire longtemps usage, j'ai cherché un moyen économique et inoffensif de vaincre les fièvres; j'ai poursuivi ces travaux avec persévérance, et les résultats sont venus, je le crois, couronner mes efforts.

Ce sont ces résultats, dont je puis prouver la plus complète authenticité, que je publie, avec l'espérance que les praticiens impartiaux voudront bien en prendre connaissance, et m'aider de leur appui dans la continuation de ces recherches. Un grand praticien a écrit : *Ars tota in observationibus;* aussi publierai-je de loin en loin, avec la plus scrupuleuse exactitude, le chiffre de mes observations, ainsi que de celles des praticiens qui voudront bien, dans l'intérêt commun, m'honorer de leur concours.

Orléans, imp. de G. Jacob, cloître Saint-Étienne, 4.

PUBLICATIONS DU MÊME AUTEUR.

Des Leviers, thèse soutenue en 1825.

Quænam sunt mortis frequentiores causæ; tùm post gravia vulnera, tùm post magnas chirurgiæ operationes, thèse soutenue, en latin, à Paris, en 1827.

Traité complet du Doctorat en médecine, 1828. — 5 vol.

Traité complet de l'Officier de santé, 1830. — 2 vol.

Des connaissances anatomiques applicables aux Beaux-Arts, 1830.

Examen critique et historique des monuments astronomiques des Egyptiens, 1830. — 1 vol.

Vulnera intestinum tenium sub ratione Pathologiæ et Therapeiæ describere, thèse soutenue, en latin, à Paris, en 1830.

Des cas qui nécessitent l'amputation des membres, et des contre-indications à cette opération, thèse soutenue à Paris, en 1832.

Relation du choléra-morbus épidémique de Londres, 1832. — 1 vol.

Nouvelles démonstrations d'accouchements, 1 vol. in-8°, accompagné d'un atlas de 81 planch. in-fol. grav. sur cuivre, 1840.

Considérations medico-légales sur l'avortement, suivies de quelques réflexions sur la liberté de l'enseignement médical, 1844.

Histoire de l'origine de l'Université et des diverses doctrines médicales enseignées en France, 1845. - 1 vol.

Dix-neuf ans de pratique médicale en province, 1861.

Plusieurs articles de médecine insérés dans la *Gazette médicale*, le *Journal des connaissances médico-chirurgicales*, le *Dictionnaire de la conversation*, le *London médical Gazette*, etc., etc.

Annuaire hygiénique de France pour 1855, dont le Ministre de l'Intérieur a autorisé le colportage.

SOUS PRESSE :

BIBLIOTHÈQUE DE L'ÉTUDIANT EN MÉDECINE,

Pour servir au premier, au deuxième et au troisième examen

DU DOCTORAT,

Et aux trois examens

DU GRADE D'OFFICIER DE SANTÉ,

OUVRAGE ÉGALEMENT UTILE AUX JEUNES PRATICIENS.

Cette publication se composera de 8 volumes.

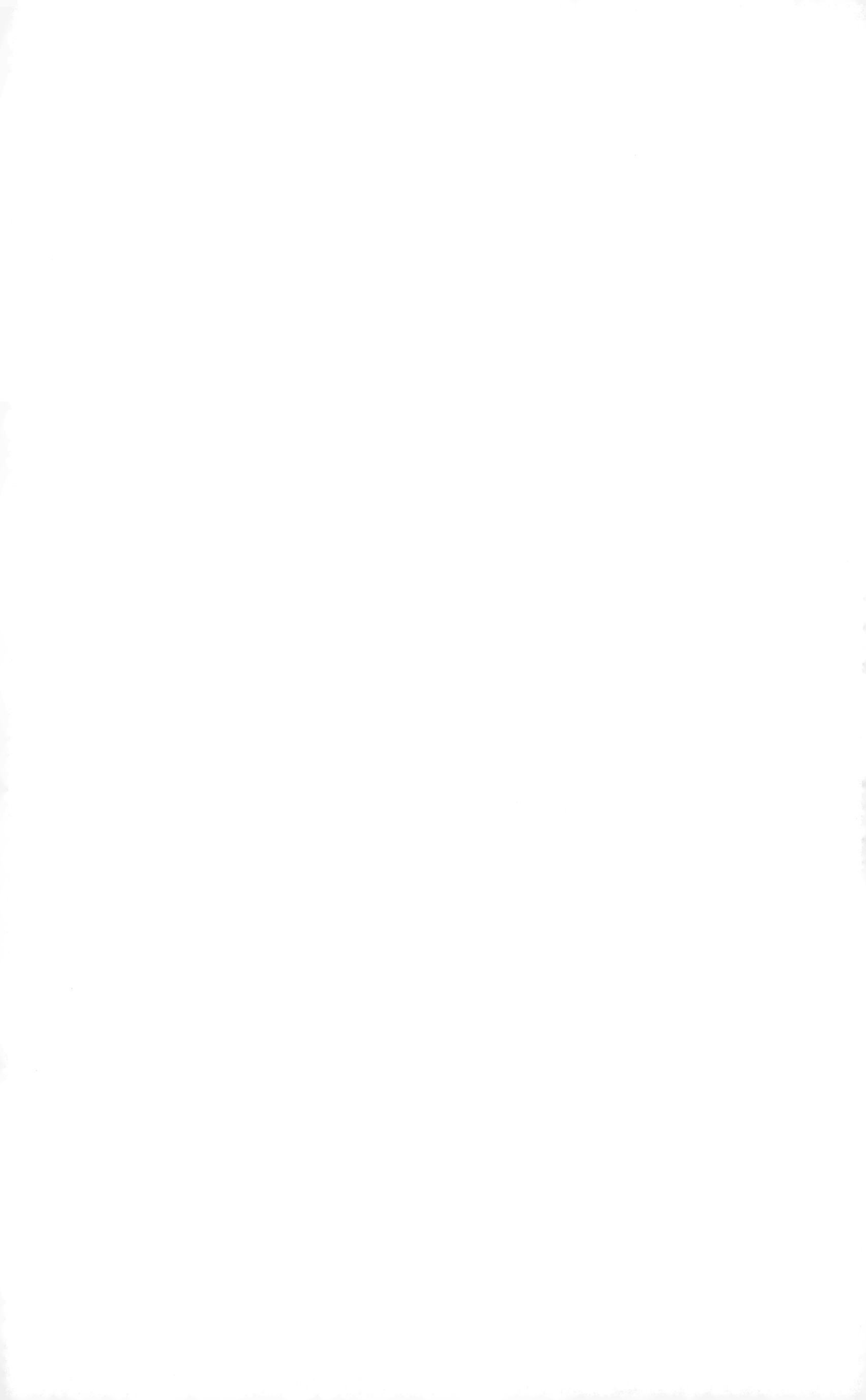

www.ingramcontent.com/pod-product-compliance
Ingram Content Group UK Ltd.
Pitfield, Milton Keynes, MK11 3LW, UK
UKHW012220240726
13966UKWH00003B/868

9 782011 913869